DIAGNÓSTICOS, RESULTADOS E INTERVENÇÕES DE ENFERMAGEM

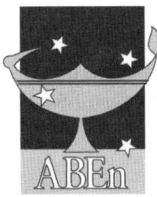

Associação Brasileira de Enfermagem

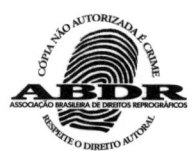 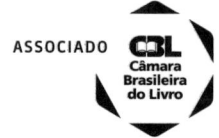

C962d   Cubas, Marcia Regina.
          Diagnósticos, resultados e intervenções de enfermagem: enunciados do SiABEn/ Marcia Regina Cubas, Telma Ribeiro Garcia (in memoriam). – Porto Alegre : Artmed, 2021.
          x, 182 p. ; 25 cm.

        ISBN 978-65-5882-013-0

        1. Diagnóstico em enfermagem. 2. Cuidado clínico. 3. Enfermagem. I. Garcia, Telma Ribeiro. II. Título.

                                                        CDU 616-08

Catalogação na publicação: Karin Lorien Menoncin – CRB 10/2147

MARCIA REGINA **CUBAS**
TELMA RIBEIRO **GARCIA**
(in memoriam)

DIAGNÓSTICOS, RESULTADOS E INTERVENÇÕES DE ENFERMAGEM

Enunciados do Sistema de informações da Associação Brasileira de Enfermagem (SiABEn)

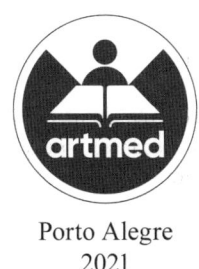

Porto Alegre
2021

© Artmed Editora Ltda., 2021

Gerente editorial: *Letícia Bispo de Lima*

Colaboraram nesta edição:

Coordenador editorial: *Alberto Schwanke*

Preparação de originais: *Tiele Patricia Machado*

Leitura final: *Ana Laura Tisott Vedana*

Capa: *Paola Manica | Brand&Book*

Editoração: *Clic Editoração Eletrônica Ltda.*

Nota

A enfermagem é uma ciência em constante evolução. À medida que novas pesquisas e a experiência clínica ampliam o nosso conhecimento, são necessárias modificações no tratamento e na farmacoterapia. Os autores desta obra consultaram as fontes consideradas confiáveis, em um esforço para oferecer informações completas e, geralmente, de acordo com os padrões aceitos à época da publicação. Entretanto, tendo em vista a possibilidade de falha humana ou de alterações nas ciências médicas, os leitores devem confirmar estas informações com outras fontes. Por exemplo, e em particular, os leitores são aconselhados a conferir a bula de qualquer medicamento que pretendam administrar, para se certificar de que a informação contida neste livro está correta e de que não houve alteração na dose recomendada nem nas contraindicações para o seu uso. Essa recomendação é particularmente importante em relação a medicamentos novos ou raramente usados.

Reservados todos os direitos de publicação ao GRUPO A EDUCAÇÃO S.A.
(Artmed é um selo editorial do GRUPO A EDUCAÇÃO S.A.)
Rua Ernesto Alves, 150 – Bairro Floresta
90220-190 – Porto Alegre – RS
Fone: (51) 3027-7000

SAC 0800 703 3444 – www.grupoa.com.br

É proibida a duplicação ou reprodução deste volume, no todo ou em parte, sob quaisquer formas ou por quaisquer meios (eletrônico, mecânico, gravação, fotocópia, distribuição na Web e outros), sem permissão expressa da Editora.

IMPRESSO NO BRASIL
PRINTED IN BRAZIL

Organizadoras

Marcia Regina Cubas – Enfermeira. Doutora em Enfermagem pela Escola de Enfermagem da Universidade de São Paulo (USP). Docente do Programa de Pós-graduação em Tecnologia em Saúde da Pontifícia Universidade Católica do Paraná. Membro da Subcomissão de Sistematização da Prática de Enfermagem, ABEn Nacional, gestão 2007-2010 e gestão 2010-2013. Vice-presidente da ABEn Seção Paraná, gestão 2017-2019. Vice-presidente da ABEn Nacional, gestão 2020-2022. Bolsista Produtividade em Pesquisa CNPq-2.

Telma Ribeiro Garcia (*in memoriam*) – Enfermeira. Doutora em Enfermagem pela Escola de Enfermagem de Ribeirão Preto da USP. Ex-diretora do Centro para Pesquisa e Desenvolvimento da CIPE® do Programa de Pós-Graduação em Enfermagem, Centro de Ciências da Saúde da Universidade Federal da Paraíba, acreditado pelo CIE. Coordenadora da Subcomissão de Sistematização da Prática de Enfermagem, ABEn Nacional, gestão 2007-2010. Coordenadora da Comissão Permanente de Sistematização da Prática de Enfermagem, ABEn Nacional, gestão 2016-2019.

Autoras

Maria Márcia Bachion – Enfermeira. Doutora em Enfermagem pela Escola de Enfermagem de Ribeirão Preto da USP. Professora titular da Faculdade de Enfermagem da Universidade Federal de Goiás. Coordenadora da Subcomissão de Sistematização da Prática de Enfermagem, ABEn Nacional, gestão 2010-2013. Assessora técnica da Comissão Permanente de Sistematização da Prática de Enfermagem, ABEn Nacional, gestão 2016-2019. Bolsista Produtividade em Pesquisa CNPq-1D.

Tânia Couto Machado Chianca – Enfermeira. Doutora em Enfermagem pela Escola de Enfermagem de Ribeirão Preto da USP. Professora titular do Departamento de Enfermagem Básica, Escola de Enfermagem da Universidade Federal de Minas Gerais. Membro da Subcomissão de Sistematização da Prática de Enfermagem, ABEn Nacional, gestão 2007-2010 e gestão 2010-2013. Bolsista Produtividade em Pesquisa CNPq-1D.

Agradecimento

Ao receber a versão final deste livro, fui questionada sobre a possibilidade de escrever um pequeno texto de agradecimento à Professora Doutora Telma Ribeiro Garcia. Confesso a presença de sentimento contraditório – de um lado, meu coração se aquietou e agradeceu a oportunidade; de outro, perguntei: será que um pequeno texto é capaz de representar a extensão do papel desempenhado por Telma?

Conhecendo minha amiga, ela soltaria uma de suas frases inesquecíveis: "Deixa de ser besta!!! Não gosto disso não!!!". Mas também sei que ela, intimamente, gostava de ser reconhecida pelo que fazia, pensava e defendia. Era uma paraibana capricorniana que, segundo ela, são "pessoas muito persistentes e muito leais, mas teimosas que só mula velha... até que sejamos convencidas por um bom argumento".

Dona de uma simplicidade sem igual, Telma era movida por emoções e razões. Não foram poucas as vezes em que fui surpreendida por uma ligação ou mensagem, ora com (inúmeros) puxões de orelha "Ainda vamos arengar muito, viste?", ora com "Tudo bem, amiga? Saudade danada, não é?".

Usando sua dupla formação, em Letras e em Enfermagem, Telma tinha cuidado com o uso das palavras e rigor para decidir sobre a distribuição dos termos nas necessidades, com devido respeito às bases originais, que exigiam idas e vindas aos dicionários e artigos. Foram anos de trabalho sobre o material do SiABEn em João Pessoa, Brasília, Curitiba, eventos e saguões de aeroporto. O trabalho incluiu momentos de afastamento, correções e imersão em distintos sistemas classificatórios. Tenho consciência de que no processo, recebi, mais do que ofereci. Gratidão!

Afirmo, sem dúvida, que nenhuma linha deste livro estaria escrita sem a dedicação e a paixão de Telma à Associação Brasileira de Enfermagem.

Em respeito ao que foi solicitado – um pequeno texto, finalizo: "Muito obrigada, Telma!!! Um cheiro para você!!!".

Marcia Regina Cubas
Curitiba
Outono de 2021

Apresentação

A Associação Brasileira de Enfermagem (ABEn) agradece, em nome das professoras Telma Ribeiro Garcia e Marcia Regina Cubas, a todas/os enfermeiras/os protagonistas na construção, iniciada no Brasil pela ABEn, do projeto de pesquisa intitulado "Classificação Internacional das Práticas de Enfermagem em Saúde Coletiva" (CIPESC/ABEn/CIE), executado no período 1996-2000. Um agradecimento às autoras da produção da base de dados de enfermagem que sustenta o **Sistema de informações da Associação Brasileira de Enfermagem (SiABEn),** desafio proposto pela ABEn para apoiar a sistematização da prática e da documentação, elementos centrais do processo de enfermagem (PE), que é o objeto deste livro.

Esta obra é um marco na história deste movimento, iniciado com a reunião promovida pelo Conselho Internacional de Enfermeiras (CIE) na cidade de Tlaxcala (México), no ano de 1994, com a seguinte composição de participação: América do Sul (Brasil, Chile e Colômbia), América do Norte (México, EUA e Canadá) e África (Zimbabwe, Botswana e África do Sul). O Brasil foi representado no evento pela ABEn Nacional por cinco enfermeiras associadas: Cristina Melo, Isabel Cristina Cruz, Diná de Almeida Monteiro da Cruz, Roseni Rosângela de Sena e Maria Goretti David Lopes, então Diretora de Assuntos Profissionais (gestão 1992-1995). O debate chamou a atenção para a situação de precariedade dos registros de enfermagem e para a inexistência de uma classificação da prática de enfermagem em quase todos os países participantes, com exceção dos países do Norte.

No "I Encontro Internacional de Países de Língua Portuguesa" realizado em Salvador, Bahia, no ano de 1994, o tema mobilizou profissionais e estudantes de enfermagem na atividade coordenada por Maria José Moraes Antunes e indicou as bases, princípios e diretrizes para o Projeto CIPESC®, colocado como ação estratégica da enfermagem na luta nacional da Reforma Sanitária Brasileira (RSB), na construção do Sistema Único de Saúde (SUS), na mudança do modelo hegemônico de atenção individual, curativa e hospitalar como partícipe do necessário fortalecimento da atenção primária na construção social da saúde coletiva, contando com o estratégico aprimoramento da prática dos profissionais da enfermagem. A ABEn incluiu o tema do processo de enfermagem (PE) no seu plano da gestão 1995-1998, com a prioridade do Projeto CIPESC®, que foi executado no período 1996-2000, com protagonismo das pesquisadoras Telma Ribeiro Garcia e Emiko Yoshikawa Egry.

O projeto de institucionalização da sistematização da assistência de enfermagem no Brasil por proposição da ABEn Nacional priorizou como eixos de ação estratégica: o incentivo à linha de pesquisa sobre o processo de enfermagem como instrumento metodológico no contexto de projeto de pesquisa nacional – CIPESC®; a disseminação de resultados de pesquisas com publicações em revistas de impacto nacional e internacional; a divulgação, debates e formulação de agendas coletivas nos eventos nacionais da ABEn; a implantação da Comissão Permanente de Sistematização da Prática de Enfermagem (COMSISTE); e a articulação e cooperação interinstitucional com o COFEN no processo da regulamentação da sistematização e da documentação da prática no âmbito do PE.

Neste processo foi importante, no período 2001-2007, a ação conjunta entre a ABEn Nacional e a ABEn Seção-PR, em parceria com a Secretaria Municipal de Saúde de Curitiba, no desenvolvimento de experiência-piloto para a implantação dos resultados do Projeto CIPESC® no sistema informatizado e utilização da ferramenta tecnológica no registro da consulta de enfermagem no prontuário eletrônico daquele município, produzindo impacto importante na prática, no ensino, na gestão e na pesquisa da enfermagem brasileira.

O protagonismo da ABEn na "ordenação da prática profissional nos serviços de saúde brasileiros" constituiu-se a partir do Projeto CIPESC®, incentivando e liderando uma verdadeira rede nacional de estudos da sistematização da assistência de enfermagem; atuando na articulação política interinstitucional; incorporando e dando continuidade às quatorze (14) edições de SINADEn's, que foi uma estratégia fundamental para avançar na construção coletiva de uma terminologia de enfermagem capaz de representar as diferentes práticas nos cenários onde a enfermagem brasileira atua. O desenvolvimento desta agenda foi essencial para a sensibilização e para os processos de subjetivação coletiva que impulsionassem o compromisso dos profissionais e estudantes de enfermagem com o desenvolvimento dos conhecimentos, implantação e utilização efetiva de uma linguagem especializada nos sistemas de documentação e informação de saúde. Nesta caminhada, a ABEn cuidou da educação permanente e capacitação profissional para utilização da terminologia.

O livro *Diagnósticos, resultados e intervenções de enfermagem* disponibiliza a base de dados do SiABEn para o uso de sistemas padronizados da linguagem profissional no ensino, assistência, pesquisa e na gestão/gerência de enfermagem, embora tenha como público prioritário enfermeiros assistenciais e estudantes em formação. É fato que a sistematização e a documentação da prática que constituem o processo de enfermagem revelam a força da ação terapêutica da enfermagem na ação interprofissional do trabalho coletivo da saúde; na promoção da visibilidade e do reconhecimento da profissão, no fortalecimento e legitimação social do processo de ordenação da prática profissional nos serviços de saúde e na sociedade pela conquista de políticas públicas que apoiem o trabalho profissional da enfermagem junto aos poderes executivo, legislativo e judiciário.

Um agradecimento a todas as colegas que disponibilizaram tempo, inteligência, experiência, capacidade de trabalho dedicado, e assim contribuíram para chegar até aqui com esta importante produção, que é um marco na história da enfermagem capaz de produzir transformações nas práticas da enfermagem e no trabalho em saúde e revelar a força da produção de serviços de enfermagem para a sociedade. Agradeço e cumprimento todas/os que se dedicam e acreditam em uma enfermagem capaz de contribuir com o processo de mudança do modelo de atenção à saúde no País, utilizando, entre outras possibilidades, as informações contidas neste livro para a prevenção de doenças, promoção da saúde, o tratamento e a recuperação.

Enfermagem vale a vida!

Francisca Valda da Silva
Professora da UFRN (aposentada)
Presidente da ABEn Nacional (gestão 2001-2004; 2004-2007 e 2019-2020)

Sumário

Introdução 1
Marcia Regina Cubas e Telma Ribeiro Garcia

Capítulo 1
Construção e atualização da base de dados: relato histórico 3
Marcia Regina Cubas e Telma Ribeiro Garcia

Construção da primeira base de dados 3
Atualizações da base de dados 5

Capítulo 2
Diagnósticos, resultados e intervenções de enfermagem 9
Telma Ribeiro Garcia, Marcia Regina Cubas, Tânia Couto Machado Chianca e Maria Márcia Bachion

2.1 Necessidades psicobiológicas 9
2.1.1 Necessidade de oxigenação 9
2.1.2 Necessidade de hidratação 15
2.1.3 Necessidade de nutrição 19
2.1.4 Necessidade de eliminação 28
2.1.5 Necessidade de sono e repouso 35
2.1.6 Necessidade de atividade física 37
2.1.7 Necessidade de sexualidade e reprodução 43
2.1.8 Necessidade de segurança física e do meio ambiente 47
2.1.9 Necessidade de cuidado corporal e ambiental 62
2.1.10 Necessidade de integridade física 67
2.1.11 Necessidade de regulação: crescimento celular e desenvolvimento funcional .. 77
2.1.12 Necessidade de regulação vascular 82
2.1.13 Necessidade de regulação térmica 89
2.1.14 Necessidade de regulação neurológica 91
2.1.15 Necessidade de regulação hormonal 96
2.1.16 Necessidade de sensopercepção 98
2.1.17 Necessidade terapêutica e de prevenção 107

2.2 Necessidades psicossociais **120**
    2.2.1 Necessidade de comunicação.. 120
    2.2.2 Necessidade gregária 123
    2.2.3 Necessidade de recreação e lazer.. 127
    2.2.4 Necessidade de segurança emocional.. 129
    2.2.5 Necessidade de amor e aceitação 135
    2.2.6 Necessidade de autoestima, autoconfiança e autorrespeito............................ 137
    2.2.7 Necessidade de liberdade e participação 140
    2.2.8 Necessidade de educação para saúde e aprendizagem................................ 145
    2.2.9 Necessidade de autorrealização.. 159
    2.2.10 Necessidade de espaço 161
    2.2.11 Necessidade de criatividade.. 163
    2.2.12 Necessidade de garantia de acesso à tecnologia 164

2.3 Necessidades psicoespirituais..**168**
    2.3.1 Necessidade de religiosidade e espiritualidade 168

Capítulo 3
Considerações finais..**173**
Telma Ribeiro Garcia e Marcia Regina Cubas

Referências **175**

Leituras recomendadas **177**

Índice **179**

Introdução

Marcia Regina Cubas e Telma Ribeiro Garcia[†][*]

A sistematização e a documentação da prática, no âmbito do processo de enfermagem, regulamentadas nas Resoluções COFEN n° 358/2009[1] e n° 429/2012[2], representam um imperativo dos serviços de saúde e da própria profissão.

Tendo em vista a necessidade de respaldo científico e metodológico e de organização das condições ambientais, dos recursos humanos e dos recursos materiais para a execução de um cuidado de enfermagem seguro, digno, sensível, competente e resolutivo, a Associação Brasileira de Enfermagem (ABEn Nacional) participa do esforço para a ordenação da prática profissional nos serviços de saúde brasileiros. Aderindo ao disposto nas resoluções mencionadas, compreende-se que, ao mesmo tempo que contribui para organizar o cuidado, a sistematização torna possível a operacionalização e a documentação do processo de enfermagem em qualquer ambiente onde essa prática ocorra.

O processo de enfermagem é um instrumento metodológico que indica um conjunto de ações executadas em face das necessidades da pessoa, da família ou da coletividade humana em determinado momento do ciclo vital ou do processo saúde-doença, que demandam cuidado profissional. Sua documentação possibilita a análise do custo-benefício das ações e intervenções realizadas e evidencia a contribuição da enfermagem na atenção à saúde da população, aumentando, consequentemente, a visibilidade e o reconhecimento da profissão, bem como o seu compromisso social.

A execução do processo de enfermagem requer competências que mobilizam as capacidades de conhecimento teórico, experiência prática, habilidade intelectual e manual, atitude pessoal e interpessoal, entre outros possíveis aspectos, para o profissional enfrentar e solucionar situações do cotidiano com pertinência e eficácia. Deve-se ter em conta que o cuidado profissional de enfermagem não é um fenômeno natural e, sim, resultante de um empreendimento humano; ou seja, é um instrumental tecnológico desenvolvido ao longo da formação profissional, aperfeiçoado em atividades de educação permanente e operacionalizado nos encontros entre o profissional e a clientela, com potencial para resultar em uma prática reflexiva e crítica da enfermagem.

Assim, considerando a importância, a pertinência e a necessidade de implantação do processo de enfermagem nos diferentes ambientes em que os profissionais da enfermagem atuam, a ABEn Nacional se propôs a coordenar o trabalho de elaboração de um sistema de informação capaz de apoiar a sistematização da prática, no que se refere ao registro dos elementos centrais do processo de enfermagem. A base de dados de enfermagem que sustenta a elaboração do Sistema de Informação da Associação Brasileira de Enfermagem (SiABEn) é o objeto deste livro.

A razão para disponibilizar a base de dados do SiABEn em um livro, além da possibilidade de incluí-la em ambiente eletrônico informatizado, é o reconhecimento da diversidade dos cenários brasileiros em que a prática profissional é exercida. Essa

---

* *In memoriam*

diversidade compreende desde ambientes sofisticados, com tecnologia à disposição do profissional, até áreas remotas nas quais dificilmente se tem acesso a instrumental de base. Dessa forma, enfermeiros e suas equipes poderão fazer uso da base de dados sem dependência de sistema informatizado. Embora tenha como público prioritário enfermeiros assistenciais, a base pode ser utilizada nos ambientes de formação, em aulas teóricas, práticas ou estágios curriculares e nas disciplinas transversais que abrigam o processo de enfermagem.

O livro contempla, com maior ênfase, os elementos que o Conselho Internacional de Enfermagem considera essenciais para a prática, ou seja, aqueles aspectos que, por natureza, estão inseparavelmente ligados ao processo de enfermagem: os julgamentos sobre as necessidades humanas e sociais da clientela em determinado momento de seu ciclo vital e do processo saúde-doença (**diagnóstico de enfermagem**); e o que a enfermagem faz para exercer influências positivas sobre as necessidades humanas e sociais identificadas (**ações e intervenções de enfermagem**), para produzir resultados sensíveis às ações/intervenções de enfermagem (**resultados de enfermagem**) pelos quais os profissionais de enfermagem são legalmente responsáveis.

Não se tem a pretensão de esgotar as possibilidades de termos, conceitos ou expressões representativas dos diagnósticos, intervenções e resultados de enfermagem, compreendendo sua dinamicidade e necessidade de atualizações com base em evidências científicas. A lista oferecida representa uma ajuda ao profissional na elaboração e registro dos elementos da prática e espera-se que os enfermeiros possam contribuir com novas afirmativas, por meio do envio de sugestões às seções da ABEn de seus respectivos estados.

1 Construção e atualização da base de dados: relato histórico

Marcia Regina Cubas e Telma Ribeiro Garcia[†*]

A lista de diagnósticos, resultados e intervenções de enfermagem apresentada neste livro é fruto de um processo de trabalho contínuo, coletivo e exaustivo, cuja trajetória é descrita neste capítulo.

Construção da primeira base de dados

O primeiro fato a ser relatado nesse processo de trabalho é a realização de uma oficina, em junho de 2008, na sede da ABEn Nacional, com participação da Presidente e Diretoras da gestão 2007-2010 e de associadas envolvidas com a temática, especialmente convidadas para participar da atividade. A oficina teve como finalidade definir, a partir dos pressupostos da integralidade e da resolutividade da assistência de enfermagem em todos os níveis de atenção do Sistema Único de Saúde (SUS), prioridades, metas e ações para apoio à implantação do processo de enfermagem. Teve, ainda, como objetivo instituir a Subcomissão de Sistematização da Prática de Enfermagem, vinculada à Diretoria de Assuntos Profissionais da ABEn Nacional, cujos membros foram nomeados por meio da Portaria nº 002 de 2008.[3]

A Subcomissão foi formada por dez enfermeiras associadas da ABEn em virtude de suas produções ou atuações diretamente ligadas ao processo de enfermagem, sendo elas: Telma Ribeiro Garcia (Presidente da Subcomissão); Maria Miriam Lima da Nóbrega; Marcia Regina Cubas; Maria José Moraes Antunes; Maria Márcia Bachion; Tânia Couto Machado Chianca; Diná de Almeida Lopes Monteiro da Cruz; Emília Campos de Carvalho; Maria Bettina Camargo Bub; e Miriam de Abreu Almeida.

Entre os objetivos dessa Subcomissão ressalta-se o de subsidiar a ABEn em ações voltadas para o desenvolvimento, implantação e utilização efetiva de uma linguagem especializada nos sistemas de documentação e informação da prática profissional. Para tanto, foram definidas algumas estratégias.

Dentre as diferentes ações incluídas no plano de trabalho e realizadas na gestão 2007-2010, destacam-se: reedição do livro *Fundamentos do cuidar em Enfermagem*[4] edição do livro *Integralidade da atenção no SUS e sistematização da assistência de enfermagem*[5] realização de oficinas, ministração de cursos e participação em conferências e mesas redondas em eventos realizados no âmbito nacional; e assessoria técnica a instituições para implantação do processo de enfermagem.

Outro resultado profícuo liderado pela Presidente da Subcomissão, a Profa. Dra. Telma Ribeiro Garcia, foi o trabalho conjunto para revisão da Resolução COFEN nº 272/2002[6] e aprovação de nova norma jurídica, a Resolução COFEN nº 358/2009.[1] O trabalho foi realizado por um grupo composto pela Presidente da ABEn Nacional

---

* *In memoriam*

– Maria Goretti David Lopes –, membros da Comissão Permanente de Prática Profissional e da Subcomissão de Sistematização da Prática de Enfermagem da gestão 2007-2010; e pelo Presidente do COFEN, gestão 2009-2012 – Manoel Carlos Neri da Silva –, acompanhado pelos representantes das Câmaras Técnicas de Legislação e Normas e de Sistematização da Assistência de Enfermagem e do Assessor Jurídico da autarquia.

Além das ações descritas, houve a constituição de grupo técnico de trabalho responsável por definir a modelagem de dados para desenvolvimento de um sistema de apoio à sistematização da assistência, construído com base nas necessidades humanas, inicialmente com uso da base teórica de Wanda de Aguiar Horta. O grupo técnico de trabalho foi nomeado na Portaria nº 01 de 2009[7] da ABEn Nacional, e era composto por oito enfermeiras – Telma Ribeiro Garcia (coordenadora), Jussara Gue Martini, Marcia Regina Cubas, Maria Márcia Bachion, Miriam de Abreu Almeida, Simone Aparecida Peruzzo, Tânia Couto Machado Chianca e Vera Lúcia Mendes Dias –, além de uma pesquisadora da área da Ciência da Computação – Andreia Malucelli.

O grupo técnico reuniu-se em novembro de 2008 para discutir aspectos definidores da modelagem, incluindo: abrangência do sistema (de processos de trabalho, geográfica e política); requisitos e conteúdo mínimo que deveria fazer parte da base de dados; classificações/terminologias de enfermagem que deveriam ser consideradas; e possível interoperabilidade do sistema com outros sistemas de informação da área da saúde. O produto da modelagem do sistema foi publicado em um artigo na *Revista Brasileira de Enfermagem*.[8]

Os dados do sistema foram concebidos de forma a representar as etapas do processo de enfermagem: coleta de dados, diagnóstico de enfermagem, planejamento, implementação e avaliação da assistência. Para a listagem preliminar dos diagnósticos, resultados e intervenções de enfermagem, foram consideradas diferentes fontes: a *Classificação Internacional para a Prática de Enfermagem* (CIPE®); o inventário vocabular resultante do projeto CIPESC®; a taxonomia II da NANDA-I; a lista de cuidados do sistema informatizado do Hospital de Clínicas de Porto Alegre/RS; a nomenclatura de diagnósticos e intervenções de enfermagem da rede básica de saúde de Curitiba/PR; e a nomenclatura de diagnósticos, resultados e intervenções de enfermagem do Hospital Universitário Lauro Wanderley de João Pessoa/PB, construída a partir de projeto vinculado ao Centro para Pesquisa e Desenvolvimento da CIPE® do Programa de Pós-Graduação em Enfermagem da Universidade Federal da Paraíba.

Os dados provenientes das fontes mencionadas foram elaborados em diferentes momentos pelos componentes do grupo de trabalho, com contribuições eventuais de enfermeiras especialistas na área. As listagens, por suas diferenças de organização teórica e conceitual, careciam de normalização para retirada de redundância e correção da linguagem. Após esse trabalho, o grupo dedicou-se a categorizar, primeiramente, os diagnósticos de enfermagem por necessidades humanas, tomando como base a organização proposta por Benedet e Bub[9] e por necessidades sociais, tendo como base a organização proposta por Matsumoto[10]. Ressalte-se que, nesse momento, houve premência de adequação de alguns aspectos relacionados às necessidades humanas e sociais, havendo alteração no número de necessidades, no título, e na forma e/ou conteúdo de suas definições. Assim, as definições disponíveis neste livro foram reelaboradas e organizadas conforme as alterações resultantes desse processo.

Após essa fase, realizou-se uma oficina específica, em abril de 2009, para refinamento da listagem de diagnósticos de enfermagem e validação da categorização, cujo resultado foi revisado por dois membros do grupo, de forma isolada e, posteriormente, por consenso. Em seguida, para cada um dos diagnósticos listados foram identificados os possíveis resultados esperados/alcançados.

Por sua vez, as intervenções de enfermagem provenientes das fontes anteriormente mencionadas foram, em um primeiro momento, revisadas por um dos membros do grupo de trabalho instituído pela ABEn, a Profa. Tânia Couto Machado Chianca, junto com participantes do seu grupo de pesquisa, que as organizaram por ordem alfabética e retiraram as frases redundantes. Na sequência, o produto dessa revisão foi categorizado por dois membros do grupo de trabalho instituído pela ABEn, por necessidades humanas e sociais e pelos verbos do eixo Ação da CIPE® em uso naquele momento: Atender, Determinar, Informar, Gerenciar e Desempenhar. Nesse ponto, é necessário esclarecer que muitos verbos utilizados na prática pelos profissionais de enfermagem brasileiros, constantes na relação oriunda do Hospital Universitário Lauro Wanderley, do Hospital de Clínicas de Porto Alegre e da Secretaria Municipal de Curitiba, não estavam incluídos no eixo Ação da CIPE®, nem tampouco no inventário vocabular resultante do projeto CIPESC®. Após discussão de seus significados, esses verbos foram alocados segundo as classes do eixo Ação da CIPE®.

O produto desse trabalho relativo aos diagnósticos, resultados e intervenções de enfermagem foi submetido a uma nova avaliação por quatro membros do grupo, autores do capítulo que apresenta a listagem final, em oficina realizada durante o feriado de 7 de setembro de 2010 na sede da ABEn Nacional, em Brasília (DF).

A adequação das necessidades humanas e sociais resultou em 17 necessidades psicobiológicas, 11 psicossociais e 1 psicoespiritual. Para esse conjunto de necessidades foram considerados, na primeira versão, 699 diagnósticos de enfermagem, 1.312 resultados de enfermagem esperados/alcançados e 2.625 intervenções de enfermagem, totalizando 4.636. Esse conjunto foi a base da primeira versão do SiABEn.

Além disso, foram incluídos, para cada necessidade humana e social, conjuntos de informações a que os profissionais devem estar atentos para pesquisar junto à clientela. Obviamente, a coleta de dados não deve se restringir aos aspectos destacados nesses conjuntos de informações, mas adequar-se a cada situação vivida pela clientela (pessoa, família ou coletividade humana) e pelo profissional, de acordo com as diferentes áreas de especialidades. Da mesma forma é preciso deixar claro que as listagens contidas neste material de forma alguma devem ou podem substituir o raciocínio clínico do enfermeiro em sua prática assistencial, independentemente do cenário em que essa prática esteja sendo exercida.

Atualizações da base de dados

Após a primeira versão da base de dados, publicada em livro pela editora Elsevier[11], alguns fatos devem ser mencionados, pois exerceram influência sobre o desenvolvimento subsequente do sistema de apoio à sistematização da prática que se pretendia disponibilizar para a enfermagem brasileira.

Em 2013, houve a aprovação de um novo Estatuto Social da ABEn, com nova organização e denominação em alguns dos órgãos estatutários da entidade, a exemplo da Diretoria de Assuntos Profissionais, que passou a ser denominada Centro de Desenvolvimento de Práticas Profissionais, e da Subcomissão de Sistematização da Prática de Enfermagem, que passou a ser denominada Comissão Permanente de Sistematização da Prática de Enfermagem. Em junho de 2018, aprovou-se uma versão do Estatuto Social da ABEn, alterando-se a denominação do Centro de Desenvolvimento de Práticas Profissionais para Centro de Desenvolvimento da Prática Profissional e do Trabalho de Enfermagem.

Em fevereiro de 2017, foi assinada pela Presidente da ABEn, Rosa Maria Godoy Serpa da Fonseca, a Portaria nº 040 de 2017,[12] que nomeou os componentes da Comissão Permanente de Sistematização da Prática de Enfermagem, considerando como membro nato a diretora do Centro de Desenvolvimento da Prática Profissional e do Trabalho de Enfermagem Êrica Rosalba Malmann Duarte; e como membros efetivos, Cândida Caniçali Primo, Carmen Cristina Moura dos Santos, Luciane Aparecida Pereira de Lima e Telma Ribeiro Garcia (coordenadora). A Comissão ainda contava com dois membros suplentes, Greicy Kelly Gouveia Dias Bittencourt e Dalvani Marques; com dois assessores técnicos, Marcos Antonio Gomes Brandão e a enfermeira Maria Márcia Bachion; e uma assessora especial, Maria Goretti David Lopes.

Em novembro de 2018, uma reunião dessa Comissão deliberou pela solicitação de uma nova edição do livro, tendo em vista as atualizações no banco de termos do SiABEn, com alterações subsequentes à divulgação de novas versões dos sistemas de classificação de termos (diagnósticos, intervenções e resultados de enfermagem) utilizados em sua construção, especialmente a CIPE®.

A primeira atualização ocorreu em 2016, resultando em 7.496 afirmativas, dentre as quais 1.362 de diagnósticos de enfermagem; 2.546 de resultados de enfermagem esperados/alcançados; e 3.588 de intervenções de enfermagem. Essa primeira alteração no banco de termos de enfermagem cumpriu com os objetivos de atualizá-lo mediante as novas versões das terminologias em uso durante sua construção e de divulgar o sistema de apoio à sistematização da prática de enfermagem em uma atividade programada para o 12º Simpósio Nacional de Diagnóstico de Enfermagem (SINADEn), em junho de 2016, em Recife (PE), e para o 15º Simpósio Nacional de Diretrizes para a Educação em Enfermagem (SENADEn), em agosto de 2016, em Curitiba (PR).

A segunda atualização no banco de termos foi iniciada em 2018, sendo coordenada pela Profa. Dra. Telma Ribeiro Garcia, que não mediu esforços para negociar a nova edição do livro. Entretanto, em 2019, por fatalidade, a coordenadora não teve possibilidade de finalizar as negociações para a edição e, no final do ano, a editora Elsevier informou sua decisão de transferência da obra para outra editora, a qual não demonstrou interesse em continuidade. Compreendendo a importância da obra para a enfermagem brasileira, a Profa. Dra. Marcia Regina Cubas liderou negociações com a Presidente em exercício da ABEn Nacional e o Grupo A (selo Artmed), que aprovou a publicação deste livro como nova obra, dada a inclusão de conteúdo. No primeiro semestre de 2020, a lista foi revisada pelas autoras do capítulo, sendo que, entre a primeira versão do banco de termos publicada em 2012 e a incluída neste livro, houve um aumento expressivo no total de termos, da ordem de 61,86%.

A distribuição dos 7.504 enunciados de diagnósticos de enfermagem, resultados de enfermagem esperados/alcançados e intervenções de enfermagem está representada na Tabela 1.

Tabela 1 Número de enunciados de enfermagem por área de necessidades humanas e sociais

Necessidades psicobiológicas	DE	RE	IE
Oxigenação	46	111	105
Hidratação	23	60	74
Nutrição	70	148	234
Eliminação	49	122	155
Sono e repouso	15	30	46
Atividade física	37	75	151
Sexualidade e reprodução	33	43	85
Segurança física e do meio ambiente	111	243	459
Cuidado corporal e ambiental	53	87	119
Integridade física	60	115	395
Regulação: crescimento celular e desenvolvimento funcional	40	75	77
Regulação vascular	69	129	132
Regulação térmica	14	28	49
Regulação neurológica	50	98	66
Regulação hormonal	14	27	29
Sensopercepção	101	184	110
Terapêutica e prevenção	134	226	330
Total	918	1800	2.614
Necessidades psicossociais			
Comunicação	18	30	65
Gregária	41	80	57
Recreação e lazer	12	27	21
Segurança emocional	67	99	137
Amor e aceitação	17	30	22
Autoestima, autoconfiança e autorrespeito	42	65	40
Liberdade e participação	48	86	68
Educação para saúde e aprendizagem	94	147	465
Autorrealização	14	29	28

(continua)

Tabela 1 Número de enunciados de enfermagem por área de necessidades humanas e sociais *(continuação)*

Necessidades psicossociais			
Espaço	12	24	18
Criatividade	5	10	4
Garantia de acesso a tecnologias	51	74	39
Total	421	701	964
Necessidade psicoespiritual			
Religiosidade e espiritualidade	22	35	29
GERAL	1.361	2.536	3.607

Siglas: DE, diagnósticos de enfermagem; RE, resultados de enfermagem; IE, intervenções de enfermagem.

2 Diagnósticos, resultados e intervenções de enfermagem

Telma Ribeiro Garcia[†], Marcia Regina Cubas, Tânia Couto Machado Chianca e Maria Márcia Bachion*

2.1 Necessidades psicobiológicas

- 2.1.1 Necessidade de oxigenação 9
- 2.1.2 Necessidade de hidratação 15
- 2.1.3 Necessidade de nutrição 19
- 2.1.4 Necessidade de eliminação 28
- 2.1.5 Necessidade de sono e repouso 35
- 2.1.6 Necessidade de atividade física 37
- 2.1.7 Necessidade de sexualidade e reprodução 43
- 2.1.8 Necessidade de segurança física e do meio ambiente ... 47
- 2.1.9 Necessidade de cuidado corporal e ambiental 62
- 2.1.10 Necessidade de integridade física 67
- 2.1.11 Necessidade de regulação: crescimento celular e desenvolvimento funcional 77
- 2.1.12 Necessidade de regulação vascular 82
- 2.1.13 Necessidade de regulação térmica 89
- 2.1.14 Necessidade de regulação neurológica 91
- 2.1.15 Necessidade de regulação hormonal 96
- 2.1.16 Necessidade de sensopercepção 98
- 2.1.17 Necessidade terapêutica e de prevenção 107

2.2 Necessidades psicossociais

- 2.2.1 Necessidade de comunicação 120
- 2.2.2 Necessidade gregária 123
- 2.2.3 Necessidade de recreação e lazer 127
- 2.2.4 Necessidade de segurança emocional 129
- 2.2.5 Necessidade de amor e aceitação 135
- 2.2.6 Necessidade de autoestima, autoconfiança e autorrespeito 137
- 2.2.7 Necessidade de liberdade e participação 140
- 2.2.8 Necessidade de educação para saúde e aprendizagem 145
- 2.2.9 Necessidade de autorrealização 159
- 2.2.10 Necessidade de espaço 161
- 2.2.11 Necessidade de criatividade 163
- 2.2.12 Necessidade de garantia de acesso à tecnologia ... 164

2.3 Necessidades psicoespirituais

- 2.3.1 Necessidade de religiosidade e espiritualidade ... 168

2.1 Necessidades psicobiológicas

2.1.1 Necessidade de oxigenação

É a necessidade do indivíduo de obter oxigênio por meio da ventilação; de difusão do oxigênio e dióxido de carbono entre os alvéolos e o sangue; de transporte de oxigênio para os tecidos periféricos e de remoção de dióxido de carbono; e de regulação da respiração, com o objetivo de produzir energia (adenosina trifosfato – ATP) e manter a vida.

Coleta de dados

Ausculta pulmonar; forma de expectoração; frequência respiratória; padrão respiratório; presença e característica da secreção; simetria do esforço respiratório.

---

* *in memoriam*

Diagnósticos de enfermagem	Resultados de enfermagem esperados/alcançados
Apneia	Apneia, ausente
	Eupneia
Aspiração	Aspiração, ausente
Aspiração, ausente	Aspiração, ausente
	Vias aéreas desobstruídas
Condição respiratória, eficaz	Condição respiratória, eficaz
Corrimento nasal	Corrimento nasal, ausente
	Corrimento nasal, diminuído
Desmame ventilatório, eficaz	Resposta ao desmame ventilatório, eficaz
Desmame ventilatório, disfuncional	Desmame ventilatório, funcional
	Resposta ao desmame ventilatório, eficaz
Desmame ventilatório, funcional	Desmame ventilatório, funcional
Desmame ventilatório, prejudicado	Desmame ventilatório, funcional
	Resposta ao desmame ventilatório, eficaz
Desobstrução de vias aéreas, ineficaz	Desobstrução de vias aéreas, eficaz
	Vias aéreas desobstruídas
Dispneia	Dispneia, ausente
	Padrão respiratório, normal
Dispneia, ausente	Dispneia, ausente
	Padrão respiratório, normal
Dispneia, discreta	Dispneia, discreta
	Dispneia, leve
	Eupneia
	Padrão respiratório, normal
Dispneia, em repouso	Dispneia, em repouso
Dispneia, funcional	Dispneia, funcional
Dispneia, intensa	Dispneia, discreta
	Dispneia, leve
	Dispneia, moderada
	Eupneia
Dispneia, moderada	Dispneia, discreta
	Dispneia, leve
	Eupneia
	Padrão respiratório, normal

(continua)

Diagnósticos de enfermagem	Resultados de enfermagem esperados/alcançados
Função do sistema respiratório, eficaz	Processo do sistema respiratório, positivo
Função do sistema respiratório, prejudicada	Processo do sistema respiratório, positivo
	Processo do sistema respiratório, melhorado
Hiperventilação	Hiperventilação, ausente
	Hiperventilação, diminuída
Limpeza das vias aéreas, eficaz	Limpeza das vias aéreas, eficaz
	Vias aéreas desobstruídas
Limpeza das vias aéreas, ineficaz	Limpeza das vias aéreas, eficaz
	Vias aéreas desobstruídas
Limpeza das vias aéreas, prejudicada	Limpeza das vias aéreas, eficaz
	Vias aéreas desobstruídas
Padrão respiratório, adequado	Padrão respiratório, adequado
Padrão respiratório, alterado	Padrão respiratório, adequado
	Padrão respiratório, eficaz
	Padrão respiratório, melhorado
	Padrão respiratório, normal
Potencial para ventilação espontânea, melhorada	Ventilação, espontânea
	Ventilação espontânea, adequada
	Ventilação espontânea, eficaz
	Ventilação espontânea, melhorada
	Ventilação espontânea, normal
Respiração espontânea, eficaz	Respiração, espontânea
	Respiração espontânea, adequada
	Respiração espontânea, eficaz
Respiração espontânea, ineficaz	Respiração espontânea
	Respiração espontânea, adequada
	Respiração espontânea, eficaz
	Respiração espontânea, melhorada
Respiração, eficaz	Respiração espontânea
	Respiração espontânea, adequada
	Ventilação espontânea
Respiração, ofegante	Respiração espontânea, adequada
	Respiração espontânea, melhorada

(continua)

Diagnósticos de enfermagem	Resultados de enfermagem esperados/alcançados
Respiração, prejudicada	Respiração espontânea, adequada
	Respiração espontânea, melhorada
	Ventilação espontânea
Resposta ao desmame ventilatório, disfuncional	Resposta ao desmame ventilatório, funcional
	Respiração espontânea, adequada
	Ventilação espontânea
Resposta ao desmame ventilatório, funcional	Resposta ao desmame ventilatório, funcional
	Respiração espontânea, adequada
	Ventilação espontânea
Risco de alergia respiratória	Risco de alergia respiratória, ausente
Risco de apneia	Risco de apneia, ausente
Risco de asfixia	Risco de asfixia, ausente
Risco de aspiração	Aspiração, ausente
	Risco de aspiração, ausente
	Risco de aspiração, diminuído
Risco de função respiratória, inadequada	Função respiratória, adequada
	Função respiratória, eficaz
	Função respiratória, normal
	Risco de função respiratória, inadequada, ausente
Risco de função respiratória, prejudicada	Função respiratória, eficaz
	Função respiratória, normal
	Risco de função respiratória, prejudicada, ausente
Tosse	Tosse, ausente
	Tosse, diminuída
Tosse, persistente	Tosse, ausente
	Tosse, eficaz
	Tosse, diminuída
Tosse, produtiva	Tosse, ausente
	Tosse, eficaz
	Tosse, diminuída

(continua)

Diagnósticos de enfermagem	Resultados de enfermagem esperados/alcançados
Tosse, seca	Tosse, ausente
	Tosse, eficaz
	Tosse, diminuída
	Tosse, produtiva
Troca de gases, eficaz	Troca de gases, adequada
	Troca de gases, eficaz
	Troca de gases, normal
Troca de gases, ineficaz	Troca de gases, adequada
	Troca de gases, eficaz
	Troca de gases, normal
Ventilação espontânea, ineficaz	Ventilação, espontânea
	Ventilação espontânea, adequada
	Ventilação espontânea, eficaz
	Ventilação espontânea, normal

Utilize os espaços abaixo para incluir **diagnósticos e resultados de enfermagem** que você utiliza em sua prática e não constam na relação apresentada.

Intervenções de enfermagem

- Administrar medicação inalatória
- Administrar oxigenoterapia
- Aspirar nasofaringe
- Aspirar orofaringe
- Aspirar secreções
- Aspirar secreções da traqueia
- Aspirar secreções da traqueia em cânula de traqueostomia
- Aspirar secreções em vias aéreas superiores
- Aspirar secreções via tubo endotraqueal (TET) e orofaringe
- Auscultar sons respiratórios
- Avaliar cliente com crise asmática em intervalos regulares
- Avaliar condição respiratória, após cirurgia
- Avaliar estado respiratório
- Avaliar estado respiratório por meio de monitor
- Avaliar padrão dos movimentos respiratórios
- Avaliar perfusão periférica
- Avaliar risco de aspiração
- Checar técnica de inalação
- Comunicar alterações no padrão respiratório

- Comunicar alterações: batimentos de asas de nariz, retrações, gemidos expiratórios
- Comunicar aspecto e quantidade da secreção das vias aéreas
- Detectar presença de tiragem intercostal
- Encaminhar cliente para consulta médica
- Encaminhar cliente para serviço de urgência
- Encorajar cliente a tossir
- Encorajar uso de técnica respiratória, ou de tosse
- Ensinar exercícios respiratórios
- Estimular a realização de exercícios respiratórios
- Estimular expectoração
- Estimular reflexo da tosse
- Estimular tosse durante a aspiração traqueal
- Estimular uso de técnicas de respiração
- Estimular uso de técnicas de tosse
- Executar cuidados ao cliente com traqueostomia conforme rotina
- Fazer compressões no peito (ou tórax)
- Fazer micronebulização
- Fazer nebulização (ou terapia inalatória)
- Fazer oxigenoterapia
- Fazer reanimação cardiopulmonar
- Fazer reanimação pulmonar
- Fluidificar secreções
- Higienizar endocânula de traqueostomia
- Identificar presença de tiragem intercostal
- Identificar condição respiratória, antes de cirurgia
- Identificar presença de sibilo
- Implementar cuidados com aspiração da orofaringe
- Implementar cuidados com aspiração da traqueostomia
- Implementar cuidados com aspiração endotraqueal e da orofaringe
- Implementar cuidados com cliente submetido à fibrobroncoscopia
- Implementar cuidados com desmame ventilatório
- Implementar cuidados com oxigenoterapia – Ayre
- Implementar cuidados com oxigenoterapia – BIPAP
- Implementar cuidados com oxigenoterapia – campânula
- Implementar cuidados com oxigenoterapia – cateter nasal
- Implementar cuidados com oxigenoterapia – CPAP
- Implementar cuidados com oxigenoterapia – incubadora
- Implementar cuidados com oxigenoterapia – óculos nasais
- Implementar cuidados com oxigenoterapia – máscara de Venturi
- Implementar cuidados com oxigenoterapia – ventilação mecânica
- Implementar cuidados com traqueostomia
- Implementar cuidados com tubo endotraqueal (TET)
- Implementar cuidados com ventilador mecânico
- Implementar cuidados na aspiração das vias aéreas por cânula de Guedel
- Implementar cuidados na aspiração da nasofaringe
- Instilar soro fisiológico em vias aéreas
- Interpretar resultado de gasometria arterial
- Manter cabeceira elevada
- Manter ventilação
- Manter ventilação com ventilador mecânico
- Manter vias aéreas permeáveis
- Medir (ou verificar) movimentos respiratórios
- Monitorar capacidade do cliente para tossir efetivamente
- Monitorar características das secreções respiratórias
- Monitorar condição respiratória
- Monitorar padrão ventilatório
- Monitorar respiração
- Monitorar ruídos adventícios
- Monitorar saturação de oxigênio sanguíneo usando oxímetro de pulso
- Monitorar sinais e sintomas de aspiração
- Monitorar temperatura corporal
- Monitorar terapia respiratória
- Obter dados sobre condição respiratória
- Obter dados sobre condição respiratória, usando dispositivo de monitoração
- Obter dados sobre expectoração (ou escarro)
- Obter dados sobre risco de apneia
- Orientar cuidador(a) sobre desmame ventilatório
- Orientar exercícios respiratórios
- Orientar família sobre monitoramento de condição respiratória
- Orientar sobre a maneira de tossir efetivamente
- Orientar sobre cuidados com traqueostomia
- Orientar sobre cuidados com ventilador mecânico
- Orientar sobre fisioterapia torácica

- Orientar sobre medição (ou verificação) de movimentos respiratórios
- Orientar sobre oxigenoterapia
- Orientar sobre terapia inalatória (ou nebulização)
- Orientar técnica respiratória
- Providenciar equipamento para nebulização no domicílio
- Providenciar nebulização
- Realizar ausculta pulmonar
- Realizar nebulização de acordo com prescrição
- Registrar aspecto da secreção
- Registrar aspecto do escarro
- Verificar frequência respiratória
- Verificar oximetria
- Vigiar padrão respiratório

Utilize os espaços abaixo para incluir **intervenções** que você utiliza em sua prática e não constam na relação apresentada.

2.1.2 Necessidade de hidratação

É a necessidade do indivíduo de que os líquidos corporais, compostos essencialmente pela água, sejam mantidos em nível ótimo, com o objetivo de favorecer o metabolismo corporal.

Coleta de dados

Condições de hidratação das mucosas; hábito de ingestão de líquido; perda de líquido; retenção de líquido; turgidez da pele.

Diagnósticos de enfermagem	Resultados de enfermagem esperados/alcançados
Balanço eletrolítico, eficaz	Balanço eletrolítico, eficaz
	Equilíbrio eletrolítico, nos limites normais
Desequilíbrio acidobásico	Equilíbrio acidobásico, eficaz
	Equilíbrio acidobásico, melhorado
Desequilíbrio de eletrólitos	Equilíbrio de eletrólitos, eficaz
	Equilíbrio de eletrólitos, nos limites normais
Desequilíbrio de líquidos	Equilíbrio de líquidos (ou balanço hídrico), eficaz
	Equilíbrio de líquidos (ou balanço hídrico), nos limites normais

(continua)

Diagnósticos de enfermagem	Resultados de enfermagem esperados/alcançados
Desidratação	Hidratação, adequada
	Hidratação, normal
	Ingestão de líquidos, adequada
	Ingestão de líquidos, eficaz
Equilíbrio acidobásico, eficaz	Equilíbrio acidobásico, eficaz
Equilíbrio acidobásico, melhorado	Equilíbrio acidobásico, eficaz
	Equilíbrio acidobásico, melhorado
Equilíbrio de eletrólitos, melhorado	Equilíbrio de eletrólitos, nos limites normais
Equilíbrio de líquidos (ou balanço hídrico), nos limites normais	Equilíbrio de líquidos (ou balanço hídrico), nos limites normais
Hidratação, adequada	Hidratação, adequada
	Hidratação, normal
	Ingestão de líquidos, adequada
	Ingestão de líquidos, eficaz
Hipervolemia	Volemia, normal
Hipovolemia	Volemia, normal
Ingestão de líquidos, adequada	Hidratação, adequada
	Hidratação, normal
	Ingestão de líquidos, adequada
	Ingestão de líquidos, eficaz
Ingestão de líquidos, inadequada	Ingestão de líquidos, adequada
	Ingestão de líquidos, eficaz
	Ingestão de líquidos, melhorada
	Ingestão de líquidos, normal
Ingestão de líquidos, prejudicada	Ingestão de líquidos, eficaz
	Ingestão de líquidos, melhorada
	Ingestão de líquidos, normal
Potencial para equilíbrio do volume de líquidos	Volume de líquidos, equilibrado
	Volume de líquidos, adequado
	Volume de líquidos, normal

(continua)

Diagnósticos de enfermagem	Resultados de enfermagem esperados/alcançados
Risco de déficit do volume de líquidos	Risco de déficit do volume de líquidos, ausente
	Volume de líquidos, adequado
	Volume de líquidos, equilibrado
	Volume de líquidos, normal
Risco de desequilíbrio de eletrólitos	Equilíbrio de eletrólitos, nos limites normais
	Risco de desequilíbrio de eletrólitos, ausente
Risco de desequilíbrio do volume de líquidos	Equilíbrio do volume de líquidos
	Risco de desequilíbrio do volume de líquidos, ausente
	Volume de líquidos, adequado
	Volume de líquidos, equilibrado
	Volume de líquidos, normal
Risco de desidratação	Risco de desidratação, ausente
	Volume de líquidos, adequado
	Volume de líquidos, equilibrado
	Volume de líquidos, normal
Sede	Sede, ausente
	Ingestão de líquidos, normal
Volume de líquidos, aumentado	Volume de líquidos, adequado
	Volume de líquidos, equilibrado
	Volume de líquidos, normal
Volume de líquidos, diminuído	Volume de líquidos, adequado
	Volume de líquidos, equilibrado
	Volume de líquidos, normal

Utilize os espaços abaixo para incluir **diagnósticos e resultados de enfermagem** que você utiliza em sua prática e não constam na relação apresentada.

Intervenções de enfermagem

- Administrar solução de hidratação oral
- Avaliar características da respiração
- Avaliar características de pulso
- Avaliar conhecimento da pessoa sobre a sua necessidade de ingestão de líquidos
- Avaliar diurese
- Avaliar efeitos da reidratação oral
- Avaliar ingestão hídrica
- Avaliar presença de edema
- Avaliar resposta à infusão de líquidos
- Avaliar resposta à terapia com líquidos (ou hidratação)
- Avaliar resultado de eletrólitos
- Avaliar resultado de hematócrito
- Avaliar sinais de aumento de potássio (especificar)
- Avaliar sinais de aumento de sódio (especificar)
- Avaliar sinais de diminuição de potássio (especificar)
- Avaliar sinais de diminuição de sódio (especificar)
- Colaborar na terapia com líquidos (ou hidratação)
- Colaborar na terapia eletrolítica
- Encaminhar casos de crianças com desidratação, identificados na visita domiciliar, para Unidade de Saúde
- Escolher recipiente apropriado para oferecer líquidos, conforme a especificidade do caso
- Estimular ingestão de líquidos
- Fazer hidratação oral em crianças
- Gerenciar desidratação
- Gerenciar terapia com líquidos (ou hidratação)
- Implementar Terapia com líquidos (ou hidratação)
- Implementar Terapia eletrolítica
- Incentivar uso do soro caseiro
- Investigar o conhecimento da pessoa sobre a sua necessidade de ingestão de líquidos
- Manter registro da ingestão e da eliminação de líquidos
- Medir (ou verificar) débito de líquidos
- Medir (ou verificar) ingestão de líquidos
- Monitorar débito de líquidos
- Monitorar equilíbrio de líquidos (ou balanço hídrico)
- Monitorar indicadores de hidratação (características de pulso, características de respiração, turgor, características da urina, estado de consciência, hidratação da mucosa oral, hidratação da mucosa ocular)
- Monitorar ingestão de líquidos
- Monitorar náusea e vômito
- Monitorar presença de sinais de desidratação
- Monitorar perda de líquidos
- Obter dados sobre adesão ao regime de líquidos
- Obter dados sobre equilíbrio de líquidos (ou balanço hídrico)
- Obter dados sobre ingestão de líquidos
- Obter dados sobre risco de desidratação
- Oferecer líquidos
- Oferecer líquidos com maior frequência e fracionados
- Oferecer líquidos em xícara/copo
- Orientar cuidador(a) sobre as necessidades de hidratação da criança
- Orientar cuidador(a) sobre como realizar terapia de reidratação oral
- Orientar cuidador(a) sobre necessidades de hidratação do cliente
- Orientar família sobre equilíbrio de líquidos (ou balanço hídrico)
- Orientar família sobre terapia com líquidos (ou hidratação)
- Orientar família sobre terapia eletrolítica
- Orientar mãe/cuidador(a) sobre como oferecer o soro caseiro
- Orientar mãe/cuidador(a) sobre como preparar o soro caseiro
- Orientar mãe/cuidador(a) sobre indicações de uso do soro caseiro
- Orientar mãe/cuidador(a) a identificar sinais precoces de desidratação em criança com vômitos
- Orientar mãe/cuidador(a) sobre retorno de criança em reidratação oral
- Orientar mãe/cuidador(a) sobre terapia de reidratação oral
- Orientar a pessoa sobre necessidade de ingestão de líquidos
- Orientar sobre desidratação
- Orientar sobre ingestão de líquidos
- Orientar sobre terapia com líquidos (ou hidratação)
- Orientar terapia de reidratação oral
- Planejar esquema de estimulação de ingestão de líquidos considerando as especificidades do caso
- Preparar o soro caseiro

- Preparar solução de hidratação oral
- Realizar balanço hídrico parcial
- Realizar balanço hídrico total
- Realizar controle hídrico
- Registrar eliminação de líquidos
- Registrar frequência, volume e aspecto dos vômitos
- Registrar ingestão de líquidos
- Relatar dispositivo implantável
- Verificar pressão arterial
- Verificar pulso

Utilize os espaços abaixo para incluir **intervenções** que você utiliza em sua prática e não constam na relação apresentada.

2.1.3 Necessidade de nutrição

É a necessidade do indivíduo de obter os elementos necessários para consumo e utilização biológica de energia e nutrientes em nível celular, com o objetivo de manutenção da saúde e da vida. Envolve os processos de ingestão e digestão de alimentos, absorção e captação de nutrientes e sua utilização no metabolismo celular.

Coleta de dados

Acesso a alimentos; amamentação; apetite; deglutição; ganho súbito de peso; hábito de ingestão de alimentos; intolerância alimentar; mastigação; padrão alimentar; perda súbita de peso; retenção de líquido.

Diagnósticos de enfermagem	Resultados de enfermagem esperados/alcançados
Aleitamento artificial, exclusivo	Aleitamento artificial, exclusivo
	Aleitamento artificial, predominante
Aleitamento artificial, predominante	Aleitamento artificial, exclusivo
	Aleitamento artificial, predominante
	Disposição para amamentação materna
Alimentação, inadequada	Alimentação, adequada
	Alimentação, melhorada
Alimentação infantil, inadequada	Alimentação infantil, adequada
	Alimentação infantil, melhorada
Alimentação, por si próprio, prejudicada	Alimentação, por si próprio, adequada
	Capacidade para alimentar-se, adequada

(continua)

Diagnósticos de enfermagem	Resultados de enfermagem esperados/alcançados
Amamentação, eficaz	Amamentação, eficaz
Amamentação, exclusiva	Amamentação, exclusiva
Amamentação, interrompida	Amamentação, eficaz
	Amamentação, prejudicada
	Amamentação, restabelecida
Amamentação materna, eficaz	Amamentação materna, eficaz
Amamentação materna, exclusiva	Amamentação materna, exclusiva
Amamentação materna, ineficaz	Amamentação materna, eficaz
	Amamentação materna, melhorada
	Disposição para amamentação materna, melhorada
Amamentação materna, interrompida	Amamentação materna, adequada
	Disposição para amamentação materna
	Disposição para amamentação materna, restabelecida
Amamentação materna, predominante	Amamentação materna, predominante
Apetite, positivo	Apetite, positivo
Atitude em relação à condição nutricional, prejudicada	Atitude em relação à condição nutricional, adequada
	Atitude em relação à condição nutricional, melhorada
Atitude em relação ao regime dietético, conflituosa	Atitude em relação ao regime dietético, eficaz
	Atitude em relação ao regime dietético, melhorada
Baixo peso corporal	Peso corporal, adequado
	Peso corporal, melhorado
Capacidade para manejar (controlar) o regime dietético, prejudicada	Capacidade para manejar (controlar) o regime dietético, adequada
	Capacidade para manejar (controlar) o regime dietético, melhorada
Capaz de alimentar-se	Capacidade para alimentar-se, adequada
Capaz de deglutir	Capacidade para deglutir, adequada
Comportamento alimentar, inadequado	Comportamento alimentar, adequado
	Comportamento alimentar, eficaz
	Comportamento alimentar, melhorado
Comportamento alimentar infantil, eficaz	Comportamento alimentar infantil, eficaz
	Padrão de ingestão de alimentos, adequado

(continua)

Diagnósticos de enfermagem	Resultados de enfermagem esperados/alcançados
Comportamento alimentar infantil, prejudicado	Comportamento alimentar infantil, eficaz
	Comportamento alimentar infantil, melhorado
	Padrão de ingestão de alimentos, adequado
Condição nutricional, positiva	Condição nutricional, positiva
Condição nutricional, prejudicada	Condição nutricional, eficaz
	Condição nutricional, melhorada
Deglutição, alterada	Capacidade para deglutir, adequada
	Deglutição, eficaz
	Deglutição, melhorada
	Deglutição, normal
Dificuldade para amamentar	Amamentação, eficaz
	Dificuldade para amamentar, diminuída
Dispepsia (ou indigestão)	Dispepsia (ou indigestão), ausente
	Dispepsia (ou indigestão), diminuída
Disposição da gestante para amamentar	Amamentação materna, adequada
	Disposição da gestante para amamentar
	Potencial para amamentação materna
Disposição para amamentação materna, melhorada	Amamentação materna, adequada
	Disposição da gestante para amamentar
	Potencial para amamentação materna
Emagrecimento	Peso corporal, adequado
	Peso corporal, melhorado
Estado nutricional, alterado	Estado nutricional, eficaz
	Estado nutricional, melhorado
	Estado nutricional, normal
Estado nutricional, alterado: mais do que as necessidades corporais	Estado nutricional, eficaz
	Estado nutricional, melhorado
	Estado nutricional, normal
Estado nutricional, alterado: menos do que as necessidades corporais	Estado nutricional, eficaz
	Estado nutricional, melhorado
	Estado nutricional, normal

(continua)

Diagnósticos de enfermagem	Resultados de enfermagem esperados/alcançados
Falta de apetite	Apetite, melhorado
	Apetite, normal
Função do sistema gastrintestinal, eficaz	Processo do sistema gastrintestinal, eficaz
Função do sistema gastrintestinal, prejudicada	Função do sistema gastrintestinal, eficaz
	Processo do sistema gastrintestinal, melhorado
Ingestão de alimentos, adequada	Ingestão de alimentos, adequada
Ingestão de alimentos, excessiva	Ingestão de alimentos, adequada
	Ingestão de alimentos, melhorada
Ingestão de alimentos, insuficiente (ou deficitária)	Ingestão de alimentos, suficiente
	Ingestão de alimentos, melhorada
Ingestão nutricional alta, prejudicada	Ingestão nutricional, melhorada
	Nutrição, adequada
Ingestão nutricional baixa, prejudicada	Ingestão nutricional, melhorada
	Nutrição, adequada
Ingestão nutricional, nos limites normais	Ingestão nutricional, nos limites normais
	Nutrição, adequada
Ingestão nutricional, prejudicada	Ingestão nutricional, eficaz
	Ingestão nutricional, melhorada
	Nutrição, melhorada
Ingestão de alimentos, inadequada	Ingestão de alimentos, adequada
	Ingestão de alimentos, eficaz
	Ingestão de alimentos, melhorada
	Ingestão de alimentos, normal
Introdução de alimentação complementar, adequada	Introdução de alimentação complementar, adequada
	Introdução de alimentação complementar, oportuna
Intolerância à dieta	Intolerância à dieta, diminuída
	Tolerância à dieta
Peso corporal, adequado	Peso corporal, adequado
Peso corporal, excessivo	Peso corporal, adequado
	Peso corporal, melhorado
	Peso corporal, normal
Peso corporal, nos limites normais	Peso corporal, nos limites normais
Pirose (azia)	Pirose (azia), ausente

(continua)

Diagnósticos de enfermagem	Resultados de enfermagem esperados/alcançados
Potencial para ingestão alimentar, melhorada	Ingestão de alimentos, adequada
	Ingestão de alimentos, melhorada
	Potencial para ingestão alimentar, melhorada
Problema com o peso corporal	Peso corporal, nos limites normais
	Peso corporal, adequado
Resposta à nutrição enteral, eficaz	Resposta à nutrição enteral, eficaz
Resposta à nutrição enteral, negativa	Resposta à nutrição enteral, eficaz
	Resposta à nutrição enteral, melhorada
Risco de amamentação materna, ineficaz	Amamentação materna, eficaz
	Disposição para amamentação materna, melhorada
	Risco de amamentação materna, ineficaz, ausente
Risco de amamentação materna, interrompida	Amamentação materna, restabelecida
	Disposição para amamentação materna, melhorada
	Risco de amamentação materna, interrompida, ausente
Risco de condição nutricional, prejudicada	Condição nutricional, eficaz
	Risco de condição nutricional, prejudicada, ausente
Risco de déficit nutricional	Ingestão nutricional, eficaz
	Risco de déficit nutricional, ausente
Risco de desnutrição	Ingestão nutricional, adequada
	Risco de desnutrição, ausente
Risco de estado nutricional, inadequado	Estado nutricional, adequado
	Estado nutricional, melhorado
	Risco de estado nutricional, inadequado, ausente
Risco de excesso nutricional	Ingestão nutricional, adequada
	Ingestão nutricional, eficaz
	Risco de excesso nutricional, ausente
Risco de função do sistema gastrintestinal, prejudicada	Processo do sistema gastrintestinal, eficaz
	Risco de função do sistema gastrintestinal, prejudicada, ausente
Risco de ingestão de alimentos, excessiva	Ingestão de alimentos, adequada
	Risco de ingestão de alimentos, excessiva, ausente
Risco de ingestão de alimentos, insuficiente (ou deficitária)	Ingestão de alimentos, adequada
	Ingestão de alimentos, suficiente

(continua)

Diagnósticos de enfermagem	Resultados de enfermagem esperados/alcançados
Risco de ingestão de alimentos, inadequada	Ingestão de alimentos, adequada
	Ingestão de alimentos, melhorada
	Risco de ingestão de alimentos, inadequada, ausente
Risco de ingestão nutricional, prejudicada	Ingestão nutricional, eficaz
	Risco de ingestão nutricional, prejudicada, ausente
Risco de peso corporal, abaixo do esperado	Peso corporal, adequado
	Peso corporal, melhorado
	Risco de peso corporal, abaixo do esperado, ausente
Sobrepeso	Peso corporal, adequado
	Peso corporal, melhorado
Tolerância à dieta	Tolerância à dieta

Utilize os espaços abaixo para incluir **diagnósticos e resultados de enfermagem** que você utiliza em sua prática e não constam na relação apresentada.

Intervenções de enfermagem

- Abrir recipientes que contenham alimentos para o cliente
- Aconselhar mães/cuidadores sobre a alimentação da criança
- Aconselhar sobre amamentação
- Admitir as gestantes de baixo peso no programa nutricional
- Admitir cliente no programa de suporte nutricional
- Advogar pela amamentação
- Ajudar a mãe a amamentar
- Ajudar a mãe a colocar a aréola na boca do bebê
- Ajudar a mãe a posicionar o bebê para amamentar
- Ajudar o cliente a posicionar-se de forma apropriada para alimentar-se
- Alimentar bebê (ou lactente) com mamadeira
- Alimentar crianças portadoras de necessidades especiais
- Alimentar o cliente
- Alimentar recém-nascido com leite materno
- Aliviar o desconforto da puérpera com ingurgitamento mamário
- Amassar alimentos para o cliente
- Apoiar a mãe durante amamentação
- Apoiar amamentação
- Apoiar mãe/cuidador(a) durante o desmame
- Assegurar adequação da ingestão nutricional
- Auxiliar cliente na alimentação
- Auxiliar na ingestão de alimentos ou líquidos
- Auxiliar a pessoa a sentar-se antes de comer ou ser alimentado

- Auxiliar a pessoa com a dieta
- Auxiliar pessoa no acesso a programas nutricionais oferecidos pela comunidade
- Avaliar a aceitação da dieta
- Avaliar a necessidade de equipamentos auxiliares para a alimentação (canudos, prato fundo, copo com haste, talher com alça, copo com tampa perfurada, entre outros)
- Avaliar a necessidade de mudança de hábitos alimentares
- Avaliar a ocorrência de situações que determinam a necessidade de desmame da criança
- Avaliar amamentação
- Avaliar condições de deglutição
- Avaliar cuidados dietéticos prestados pela mãe/cuidador(a) à criança
- Avaliar estado nutricional
- Avaliar ganho de peso corporal de recém-nascido
- Avaliar ingestão de alimentos
- Avaliar necessidade de fracionamento das refeições
- Avaliar o conhecimento básico da mãe sobre amamentação
- Avaliar plano de amamentação
- Avaliar relações interpessoais entre pais e filhos durante o processo de alimentação infantil
- Avaliar resposta psicossocial à instrução sobre nutrição
- Avaliar se a ingestão atual atende às necessidades nutricionais do cliente
- Colaborar com nutricionista
- Colaborar com pessoa no plano de amamentação
- Colaborar no regime dietético
- Colocar a alimentação ao alcance do cliente
- Comunicar aceitação da dieta
- Comunicar alterações no padrão da amamentação
- Controlar altura e peso da criança nos retornos programados
- Controlar regime dietético
- Conversar sobre mitos e crenças relacionados com a amamentação
- Cuidados com tubo enteral
- Cuidados com tubo gástrico
- Dar atenção especial à alimentação do desnutrido
- Determinar capacidade do cliente para satisfazer as necessidades nutricionais
- Discutir, junto com o cliente/cuidador(a), um plano de mudança de hábitos alimentares
- Distribuir alimento para participantes de programa de suplementação nutricional
- Elogiar esforço do(a) cuidador(a) para prover adequação da alimentação para a criança
- Elogiar esforço materno para prover adequação da alimentação para a criança
- Encaminhar cliente com alteração de IMC para avaliação médica
- Encaminhar cliente com alteração de IMC para avaliação por nutricionista
- Encaminhar cliente com alteração do estado de nutrição para avaliação médica
- Encaminhar cliente com alteração do estado de nutrição para nutricionista
- Encaminhar cliente para o programa de suporte nutricional
- Encaminhar para classe de educação sobre amamentação, durante período pré-natal
- Encaminhar para grupo de apoio à amamentação
- Encaminhar para serviço comunitário de refeições
- Encorajar a adesão à dieta alimentar
- Encorajar a mãe a oferecer ambos os seios a cada amamentação
- Encorajar amamentação materna
- Encorajar criação de horta comunitária
- Encorajar ingestão calórica conforme necessidades nutricionais do(a) cliente
- Encorajar ingestão de alimentos conforme necessidades nutricionais e preferências alimentares
- Encorajar mamadas sob livre demanda
- Ensinar à mãe posição confortável para a amamentação
- Ensinar à mãe/cuidador(a) sobre a alimentação da criança
- Ensinar às mães/cuidadores o uso da multimistura
- Ensinar ao cuidador(a) a alimentação para o cliente
- Ensinar o cliente/cuidador(a) a contar porções de grupos de alimentos
- Ensinar o cliente/cuidador(a) a substituir temperos
- Ensinar o cliente/cuidador(a) a usar temperos alternativos
- Ensinar ao cliente/cuidador(a) sobre os riscos de alimentação inadequada
- Ensinar ao cliente/cuidador(a) a pirâmide alimentar
- Ensinar ordenha mamária
- Esclarecer dúvidas da mãe/cuidador(a) sobre a alimentação da criança

- Esclarecer dúvidas do(a) cuidador(a) sobre a alimentação do cliente
- Estabelecer esquema de alimentação conforme as necessidades do cliente
- Estimular ordenha mamária
- Estimular ordenha manual
- Fazer progredir (ou promover) o regime dietético
- Fornecer farinha para crianças do programa de suplementação nutricional, de 15 em 15 dias
- Fracionar quantidade de alimentos em cada refeição
- Gerenciar condição nutricional
- Gerenciar nutrição enteral
- Gerenciar nutrição parenteral
- Gerenciar regime dietético
- Identificar ações que facilitam adesão à dieta
- Identificar pessoas que possam apoiar no processo de amamentação
- Implementar ações para favorecer a adesão à dieta
- Implementar cuidados ao cliente com tubo (sonda) nasogástrico
- Implementar cuidados ao cliente com jejunostomia
- Implementar cuidados ao cliente com nutrição parenteral total (NPT)
- Implementar cuidados ao cliente com tubo (sonda) nasoentérico
- Implementar nutrição enteral
- Implementar nutrição parenteral
- Implementar regime de dieta zero (NPO, *nihil per os*)
- Informar o cliente/cuidador(a) sobre os resultados positivos ou esperados da adesão à dieta, em curto, médio e longo prazo, na saúde do cliente
- Iniciar amamentação
- Instalar tubo (sonda) nasoentérico
- Instalar tubo (sonda) nasogástrico
- Instalar tubo (sonda) nasogástrico no cliente, no domicílio
- Investigar a alimentação do cliente nas últimas 24 horas
- Investigar preferências alimentares
- Levar pessoa ao refeitório
- Manter o cliente na posição sentada por 30 minutos após término da refeição
- Manter tubo (sonda) nasogástrico em drenagem espontânea
- Manter tubo (sonda) orogástrico em drenagem espontânea
- Medir a altura do cliente
- Medir a circunferência do tórax
- Medir o perímetro craniano
- Ministrar alimentos ao cliente
- Ministrar leite materno no copinho para o recém-nascido
- Monitorar escolhas alimentares
- Monitorar estado nutricional
- Monitorar evolução da estatura
- Monitorar evolução da circunferência do tórax
- Monitorar evolução do perímetro craniano
- Monitorar ingestão de alimentos
- Monitorar ingestão nutricional
- Monitorar presença de náusea e vômito
- Monitorar nutrição
- Monitorar peso corporal
- Monitorar peso e altura da criança
- Monitorar preferências alimentares
- Monitorar preferências ou escolhas alimentares
- Monitorar relações interpessoais entre pais e filhos durante o ato alimentar
- Monitorar resposta emocional da pessoa quando colocada em situações que envolvam alimentos e/ou ato de alimentar-se ou ser alimentada
- Monitorar tendências de perda e aumento de peso
- Observar a amamentação e a pega
- Observar a técnica de amamentação
- Observar aceitação da dieta
- Observar as mamadas da criança ao seio materno
- Obter dados sobre adesão à dieta
- Obter dados sobre amamentação
- Obter dados sobre amamentação, no pós-parto
- Obter dados sobre amamentação, no pré-natal
- Obter dados sobre apetite
- Obter dados sobre atitude em relação à condição nutricional
- Obter dados sobre capacidade para alimentar-se
- Obter dados sobre comportamento de ingestão de alimentos ou líquidos
- Obter dados sobre condição nutricional
- Obter dados sobre deglutição
- Obter dados sobre ingestão de alimentos
- Obter dados sobre necessidade dietética
- Obter dados sobre preferências de alimentos
- Oferecer alimentos com frequência e em pequenas quantidades

- Oferecer alimentos cozidos e fervidos
- Oferecer alimentos que o bebê possa pegar com as mãos, em posição sentada
- Oferecer alimentos sólidos quando apropriado
- Oferecer alimentos ao bebê somente com colher
- Oferecer canudo para alimentos líquidos
- Oferecer dieta
- Oferecer leite materno ordenhado
- Oferecer mamadeira em etapas
- Oferecer refeições pequenas e frequentes
- Oferecer reforço positivo dos hábitos de dieta adequados
- Oferecer um alimento sólido de cada vez
- Oferecer variedade de alimentos conforme grupos alimentares
- Orientar a alimentação da puérpera
- Orientar a dieta da gestante
- Orientar a dieta de cliente com restrições alimentares (intolerância a glicose, lactose, glúten, etc.)
- Orientar a gestante para a amamentação exclusiva
- Orientar a importância da dieta
- Orientar a nutriz sobre aleitamento materno
- Orientar aleitamento materno
- Orientar alimentação do cliente com desnutrição
- Orientar alimentação do cliente com hipertensão
- Orientar cliente a fracionar quantidade de alimentos em cada refeição
- Orientar cliente a ingerir calorias de acordo com suas necessidades nutricionais
- Orientar cliente a manter posição sentada por 30 minutos após término da refeição
- Orientar cliente a mastigar bem os alimentos
- Orientar cliente diabético quanto à dieta
- Orientar cliente hipertenso quanto à dieta
- Orientar cliente sobre a dieta
- Orientar cliente/cuidador(a) sobre as medidas que podem favorecer o autocuidado: alimentação
- Orientar cliente/cuidador(a) quanto à necessidade de mudança de hábitos alimentares
- Orientar cuidador(a) sobre desmame
- Orientar cuidados com mamas durante a gravidez e aleitamento
- Orientar família sobre regime dietético
- Orientar mãe/cuidador(a) a evitar colocar cereais na mamadeira
- Orientar mãe/cuidador(a) a oferecer à criança um alimento sólido de cada vez
- Orientar mãe/cuidador(a) a oferecer alimentos que o bebê possa pegar com as mãos quando já puder sentar
- Orientar mãe/cuidador(a) a oferecer variedade de alimentos conforme grupos alimentares
- Orientar mãe/cuidador(a) sobre a maior gravidade do quadro de infecção respiratória em clientes com déficit nutricional
- Orientar mãe/cuidador(a) sobre alimentação infantil
- Orientar mãe/cuidador(a) sobre as situações que aumentam as necessidades nutricionais do cliente (pneumonia, gripe, especificar outras)
- Orientar mãe/cuidador(a) sobre o processo de desmame
- Orientar mães/cuidadores sobre alimentação da criança
- Orientar sobre a composição do leite materno
- Orientar sobre alimentação infantil
- Orientar sobre amamentação
- Orientar sobre cuidados com a mama, durante o período pós-parto
- Orientar sobre cuidados com a mama, durante o período pré-natal
- Orientar sobre cuidados com tubo enteral
- Orientar sobre dieta
- Orientar sobre nutrição
- Orientar sobre nutrição enteral
- Orientar sobre nutrição parenteral
- Orientar sobre o padrão de alimentação da criança nos primeiros dias de vida
- Orientar sobre o padrão de alimentação da criança nos primeiros 6 meses de vida
- Orientar sobre padrão de ingestão de alimentos
- Orientar sobre peso eficaz
- Orientar sobre técnica de alimentação
- Pesar e medir criança de até 1 ano
- Pesar o cliente
- Pesar a pessoa diariamente
- Pesquisar hábitos alimentares do cliente e/ou família
- Picar alimentos para o cliente
- Posicionar o bebê para que mãe e filho fiquem confortáveis durante a amamentação
- Promover amamentação, exclusiva
- Promover orientação sobre amamentação na comunidade

- Promover um ambiente agradável durante as refeições
- Proporcionar posicionamento confortável à mulher para amamentar
- Prover (proporcionar, fornecer) alimento
- Providenciar alimentação para crianças desnutridas
- Realizar ordenha mamária
- Registrar aceitação da dieta
- Registrar características de vômitos
- Registrar comportamento da criança durante amamentação
- Registrar comportamento do recém-nascido durante amamentação
- Registrar frequência, volume e aspecto dos vômitos
- Respeitar limitação da pessoa em alimentar-se
- Selecionar casos de crianças desnutridas
- Verificar alimentação da criança
- Verificar alimentação de criança que apresenta vômitos
- Verificar resíduo gástrico antes de infundir dieta por tubo (sonda) nasogástrico

Utilize os espaços abaixo para incluir **intervenções** que você utiliza em sua prática e não constam na relação apresentada.

2.1.4 Necessidade de eliminação

É a necessidade do indivíduo de eliminar substâncias orgânicas indesejáveis ou presentes em quantidades excessivas, com o objetivo de manter a homeostase corporal.

Coleta de dados

Hábito ou padrão de eliminação intestinal; hábito ou padrão de eliminação urinária; presença de secreções ou sangue.

Diagnósticos de enfermagem	Resultados de enfermagem esperados/alcançados
Condição gastrintestinal, eficaz	Condição gastrintestinal, eficaz
Condição geniturinária, eficaz	Condição geniturinária, eficaz
Constipação	Eliminação intestinal, adequada
	Eliminação intestinal, melhorada
Constipação, percebida	Eliminação intestinal, adequada
	Eliminação intestinal, melhorada
Continência intestinal	Continência intestinal, preservada
Continência urinária	Continência urinária, preservada

(continua)

Diagnósticos de enfermagem	Resultados de enfermagem esperados/alcançados
Defecação, eficaz	Defecação, eficaz
Defecação, prejudicada	Defecação, adequada
	Defecação, melhorada
	Defecação, prejudicada
Diarreia	Diarreia, ausente
	Diarreia, diminuída
	Eliminação intestinal, adequada
	Eliminação intestinal, melhorada
Eliminação intestinal, adequada	Eliminação intestinal, adequada
Eliminação intestinal, alterada	Eliminação intestinal, adequada
	Eliminação intestinal, melhorada
	Eliminação intestinal, normal
Eliminação urinária, adequada	Eliminação urinária, adequada
Eliminação urinária, alterada	Eliminação urinária, adequada
	Eliminação urinária, melhorada
	Eliminação urinária, normal
Êmese gravídica, intensa	Êmese gravídica, ausente
	Êmese gravídica, leve
	Êmese gravídica, moderada
Êmese gravídica, leve	Êmese gravídica, ausente
	Êmese gravídica, leve
Êmese gravídica, moderada	Êmese gravídica, ausente
	Êmese gravídica, leve
Encoprese	Encoprese, diminuída
	Encoprese, ausente
	Eliminação intestinal, adequada
Enurese	Enurese, ausente
	Enurese, diminuída
Frequência urinária, eficaz	Frequência urinária, eficaz
Função do sistema urinário, eficaz	Função do sistema urinário, eficaz
	Processo do sistema urinário, eficaz

(continua)

Diagnósticos de enfermagem	Resultados de enfermagem esperados/alcançados
Função do sistema urinário, prejudicada	Função do sistema urinário, melhorado
	Processo do sistema urinário, prejudicado
Função renal, eficaz	Função renal, eficaz
Função renal, prejudicada	Função renal, eficaz
	Processo renal, melhorado
Hiperêmese	Hiperêmese, ausente
	Hiperêmese, diminuída
Impactação fecal	Eliminação intestinal, adequada
	Eliminação intestinal, melhorada
	Eliminação intestinal, normal
	Impactação fecal, resolvida
Incontinência intestinal	Eliminação intestinal, adequada
	Eliminação intestinal, eficaz
	Eliminação intestinal, normal
	Incontinência intestinal, diminuída
Incontinência urinária	Eliminação urinária, adequada
	Eliminação urinária, eficaz
	Eliminação urinária, normal
	Incontinência urinária, diminuída
Incontinência urinária, de esforço	Eliminação urinária, adequada
	Eliminação urinária, eficaz
	Eliminação urinária, normal
	Incontinência urinária de esforço, diminuída
Incontinência urinária, de urgência	Eliminação urinária, adequada
	Eliminação urinária, eficaz
	Eliminação urinária, normal
	Incontinência urinária de urgência, diminuída
Incontinência urinária, funcional	Eliminação urinária, adequada
	Eliminação urinária, eficaz
	Eliminação urinária, normal
	Incontinência urinária funcional, diminuída

(continua)

Diagnósticos de enfermagem	Resultados de enfermagem esperados/alcançados
Incontinência urinária, por estresse	Eliminação urinária, adequada
	Eliminação urinária, eficaz
	Eliminação urinária, normal
	Incontinência urinária por estresse, diminuída
Incontinência urinária, por transbordamento	Eliminação urinária, adequada
	Eliminação urinária, eficaz
	Eliminação urinária, normal
	Incontinência urinária por transbordamento, diminuída
Incontinência urinária, reflexa	Eliminação urinária, adequada
	Eliminação urinária, eficaz
	Eliminação urinária, normal
	Incontinência urinária reflexa, diminuída
Incontinência urinária, total	Eliminação urinária, adequada
	Eliminação urinária, eficaz
	Eliminação urinária, normal
	Incontinência urinária total, diminuída
Micção, prejudicada	Eliminação urinária, adequada
	Eliminação urinária, melhorada
	Eliminação urinária, normal
Motilidade gastrintestinal, alterada	Motilidade gastrintestinal, eficaz
	Motilidade gastrintestinal, melhorada
	Motilidade gastrintestinal, normal
Potencial para eliminação urinária, melhorada	Eliminação urinária, eficaz
	Eliminação urinária, melhorada
	Eliminação urinária, normal
Proteinúria	Proteinúria, ausente
	Proteinúria, diminuída
Retenção urinária	Eliminação urinária, eficaz
	Eliminação urinária, normal
	Retenção urinária, diminuída

(continua)

Diagnósticos de enfermagem	Resultados de enfermagem esperados/alcançados
Risco de constipação	Eliminação intestinal, adequada
	Eliminação intestinal, melhorada
	Eliminação intestinal, normal
	Risco de constipação, ausente
Risco de diarreia	Eliminação intestinal, adequada
	Risco de diarreia, ausente
Risco de função do sistema urinário, prejudicada	Função do sistema urinário, eficaz
	Risco de função do sistema urinário, prejudicada, ausente
Risco de incontinência urinária, de urgência	Eliminação urinária, eficaz
	Eliminação urinária, melhorada
	Eliminação urinária, normal
	Risco de incontinência urinária de urgência, ausente
Risco de motilidade gastrintestinal, alterada	Motilidade gastrintestinal, eficaz
	Motilidade gastrintestinal, melhorada
	Motilidade gastrintestinal, normal
	Risco de motilidade gastrintestinal, alterada, ausente
Risco de vômito	Risco de vômito, ausente
Secreção na mama, anormal	Secreção na mama, anormal, ausente
Secreção vaginal, anormal	Secreção vaginal, anormal, ausente
Vômito	Vômito, ausente
	Vômito, diminuído
Vômito, ausente	Vômito, ausente

Utilize os espaços abaixo para incluir **diagnósticos e resultados de enfermagem** que você utiliza em sua prática e não constam na relação apresentada.

Intervenções de enfermagem

- Apoiar ações para continência intestinal
- Apoiar ações para continência urinária
- Auxiliar no uso do vaso sanitário
- Avaliar as características da eliminação urinária
- Avaliar condição gastrintestinal
- Avaliar condição geniturinária
- Avaliar distensão da bexiga
- Avaliar resultado de proteinúria
- Avaliar condições de tubos e/ou drenos
- Cateterizar bexiga
- Coletar amostra (ou espécime) de fezes
- Coletar amostra (ou espécime) de urina
- Coletar material para exame de fezes
- Coletar material para exame de urina
- Coletar urina para proteinúria
- Comunicar alterações do dialisado peritoneal drenado
- Cuidados com colostomia
- Cuidados com nefrostomia
- Cuidados com urostomia
- Encaminhar cliente para atendimento médico
- Encaminhar cliente para atendimento com nutricionista
- Encorajar controle da bexiga
- Encorajar controle esfincteriano gradativo
- Encorajar micção espontânea (especificar técnica)
- Encorajar o cliente a usar o sanitário a intervalos regulares
- Encorajar o cliente para adotar uma rotina para evacuar
- Encorajar ordenha mamária
- Ensinar exercícios de fortalecimento da musculatura anal
- Ensinar o cliente/cuidador(a) sobre o funcionamento intestinal fisiológico
- Ensinar o cliente/cuidador(a) sobre os fatores que afetam o padrão de funcionamento do sistema urinário
- Ensinar o cliente/cuidador(a) sobre os fatores que afetam o padrão de funcionamento intestinal
- Esvaziar bolsa coletora
- Executar cuidados com cateter urinário
- Executar cuidados com tubo de drenagem
- Executar desimpactação
- Executar enema
- Fazer massagem abdominal
- Fazer sondagem vesical
- Gerenciar cuidados com nefrostomia
- Gerenciar defecação (ou eliminação intestinal)
- Gerenciar diálise peritoneal
- Gerenciar diarreia
- Gerenciar dispositivo de continência
- Gerenciar encoprese
- Gerenciar enurese
- Gerenciar hemodiálise
- Gerenciar incontinência intestinal
- Gerenciar incontinência urinária
- Gerenciar micção
- Gerenciar náusea
- Gerenciar vômito
- Identificar condição gastrintestinal, antes de cirurgia
- Identificar condição geniturinária, antes de cirurgia
- Identificar fatores que possam contribuir para a constipação
- Identificar hábitos de eliminação
- Identificar origem do sangramento
- Implementar cuidados com promoção da micção
- Implementar protocolo de cuidados com colostomia/ileostomia
- Implementar protocolo de cuidados com eliminação intestinal
- Implementar protocolo de cuidados com eliminação urinária
- Implementar protocolo de cuidados com lavagem de sonda vesical
- Implementar protocolo de cuidados com sondagem vesical de alívio
- Implementar protocolo de cuidados com sondagem vesical de demora
- Implementar regime de hemodiálise
- Informar a pessoa sobre procedimentos de remoção manual de fezes, quando necessário
- Instalar sonda vesical de alívio
- Instalar sonda vesical de demora
- Irrigar bexiga
- Irrigar colostomia
- Irrigar urostomia
- Manter bolsa coletora abaixo da linha da cintura
- Medir diurese

- Medir eliminações intestinais por pesagem diferencial de fraldas
- Medir eliminações por pesagem diferencial de fraldas
- Medir eliminações urinárias por pesagem diferencial de fraldas
- Medir volume de fezes drenadas pelo estoma
- Medir volume de urina drenada pela sonda
- Medir volume de urina drenada pelo estoma
- Monitorar a eliminação urinária
- Monitorar a perda de líquidos (sangramento, vômito, diarreia, transpiração)
- Monitorar as características da eliminação urinária (frequência, odor, volume e cor)
- Monitorar as características de eliminações intestinais (frequência, consistência, formato, volume e cor)
- Monitorar cateter urinário
- Monitorar descarga (ou fluxo) vaginal
- Monitorar motilidade intestinal
- Monitorar náusea e vômito
- Monitorar ruídos hidroaéreos
- Monitorar sinais e sintomas de constipação
- Monitorar sinais e sintomas de impacção
- Monitorar volume ultrafiltrado da diálise peritoneal
- Observar presença de bexiga distendida
- Observar presença de náuseas
- Observar presença de vômitos
- Obter dados sobre condição intestinal
- Obter dados sobre condição urinária
- Obter dados sobre continência intestinal
- Obter dados sobre continência urinária
- Obter dados sobre diarreia
- Obter dados sobre náusea
- Obter dados sobre retenção urinária, usando ultrassom
- Ordenhar mama puerperal
- Orientar a mãe/cuidador(a) sobre como evitar diarreia grave
- Orientar autocateterismo (vesical)
- Orientar o cliente/cuidador(a) sobre indicação, ação, efeitos adversos e complicações do uso de medicamentos (especificar)
- Orientar a pessoa para monitorar os sinais e sintomas de infecção do trato urinário
- Orientar a pessoa/família a registrar o débito urinário
- Orientar sobre administração de enema
- Orientar sobre cuidados com cateter urinário
- Orientar sobre cuidados com nefrostomia
- Orientar sobre cuidados com tubo de drenagem
- Orientar sobre cuidados com urostomia
- Orientar sobre diálise peritoneal
- Orientar sobre eliminação
- Orientar sobre função do sistema urinário
- Orientar sobre hemodiálise
- Orientar sobre irrigação da bexiga urinária
- Orientar sobre irrigação da colostomia
- Orientar sobre irrigação de urostomia
- Orientar sobre manejo (controle) da diarreia
- Orientar sobre manejo (controle) da incontinência urinária
- Orientar sobre manejo (controle) da náusea
- Orientar sobre técnica de desimpactação
- Orientar sobre treinamento de bexiga
- Orientar sobre treinamento intestinal
- Pesar pessoa antes e após diálise
- Pesquisar hábitos alimentares
- Pesquisar ingestão alimentar nas últimas 24 horas
- Prevenir constipação
- Prevenir obstipação
- Promover hábitos para eficácia da eliminação intestinal
- Promover hábitos para eficácia da eliminação urinária
- Promover rotina intestinal
- Promover rotina vesical
- Providenciar urinol (papagaio) ou aparadeira (comadre) ao alcance da pessoa
- Realizar balanço hídrico parcial
- Realizar balanço hídrico total
- Realizar cateterismo vesical
- Realizar massagens abdominais
- Registrar aspecto da drenagem
- Registrar aspecto da secreção
- Registrar aspecto do escarro
- Registrar aspecto e frequência das eliminações
- Registrar frequência, volume e aspecto dos vômitos
- Regular horário para a eliminação intestinal
- Remover a impacção fecal manualmente
- Suspender uso de cateter urinário
- Tratar constipação
- Trocar fralda
- Trocar sonda vesical
- Utilizar técnica de treinamento de bexiga
- Utilizar técnica de treinamento do intestino
- Verificar alterações em fita-teste urinária (glicosúria)
- Verificar cetonúria
- Verificar densidade urinária
- Verificar hematúria

Utilize os espaços abaixo para incluir **intervenções** que você utiliza em sua prática e não constam na relação apresentada.

2.1.5 Necessidade de sono e repouso

É a necessidade do indivíduo de manter, por certo período diário, a suspensão natural, periódica e relativa da consciência, o corpo e a mente em estado de imobilidade parcial ou completa e as funções corporais parcialmente diminuídas, com o objetivo de restaurar o vigor para as atividades cotidianas.

Coleta de dados

Características do repouso; características do sono; disposição para as atividades cotidianas; hábito de repouso; hábito de sono.

Diagnósticos de enfermagem	Resultados de enfermagem esperados/alcançados
Fadiga	Fadiga, ausente
	Fadiga, reduzida
	Repouso, eficaz
Fadiga, ausente	Fadiga, ausente
	Repouso, eficaz
Insônia	Insônia, ausente
	Sono, eficaz
Padrão de sono, adequado	Padrão de sono, adequado
	Sono, eficaz
Padrão de sono, alterado	Padrão de sono, adequado
	Padrão de sono, melhorado
Potencial para sono, melhorado	Padrão de sono, adequado
	Padrão de sono, melhorado
Privação do sono	Sono, eficaz
Repouso, eficaz	Repouso, eficaz

(continua)

Diagnósticos de enfermagem	Resultados de enfermagem esperados/alcançados
Repouso, ineficaz	Potencial para repouso, adequado
	Repouso, eficaz
	Repouso, melhorado
Risco de sono, prejudicado	Sono, eficaz
	Risco de sono, prejudicado, ausente
Sono, adequado	Sono, adequado
Sono, eficaz	Sono, eficaz
Sono, ineficaz	Padrão de sono, adequado
	Padrão de sono, melhorado
	Sono, eficaz
Sono, prejudicado	Padrão de sono, adequado
	Padrão de sono, melhorado
	Sono, eficaz
Sonolência	Repouso, eficaz
	Sonolência, ausente

Utilize os espaços abaixo para incluir **diagnósticos e resultados de enfermagem** que você utiliza em sua prática e não constam na relação apresentada.

Intervenções de enfermagem

- Avaliar a energia/disposição do cliente para a realização das atividades de vida diária
- Dar banho morno antes do horário de sono ou repouso
- Demonstrar técnica de relaxamento
- Desencorajar a ingestão de líquidos após as 19 horas
- Desencorajar sono diurno
- Diminuir estimulação
- Encorajar a ingestão de leite morno
- Encorajar repouso
- Ensinar o(a) cuidador(a) a conduzir técnicas de relaxamento para o cliente
- Estimular que cuidador(a)/família descanse em algum período do dia
- Evitar procedimentos durante sono da pessoa
- Executar exercícios de relaxamento e respiração que promovam o sono e repouso
- Fazer alterações imediatas no ambiente (diminuir iluminação, reduzir ruídos, adaptar horários de procedimentos)
- Fazer massagem de conforto
- Gerenciar conservação de energia

- Identificar uso de substâncias que possam interferir no sono e repouso
- Limitar os períodos de sono diurno a 20-30 minutos por período da manhã e tarde
- Limitar sono diurno
- Manter o cliente em repouso no leito
- Monitorar fadiga
- Observar padrão de sono do cliente nos períodos matutino, vespertino e noturno
- Obter dados sobre fadiga
- Obter dados sobre sono
- Organizar as atividades de cuidado de modo a permitir períodos de repouso à noite
- Organizar as atividades de cuidado de modo a permitir períodos de repouso pela manhã e tarde
- Orientar cuidador(a) a evitar oferecer líquidos ao cliente após as 19 horas
- Orientar o cliente a realizar períodos de repouso após realizar atividades de vida diária (alimentar-se, deambular, higienizar-se, vestir-se, arrumar-se)
- Orientar o cliente para evitar ingerir líquidos após as 19 horas
- Orientar o cliente quanto ao uso de técnicas de relaxamento
- Orientar o cliente sobre a fisiologia do sono
- Orientar o cliente sobre as consequências de sono prejudicado: déficit de atenção e concentração, problemas de memória, nervosismo, irritabilidade
- Orientar o cliente sobre os fatores que interferem no sono: uso de substâncias estimulantes (nicotina, café, chá preto, refrigerantes, salgadinhos tipo *snack*, entre outros), cochilos prolongados durante o dia, estresse psicológico, estímulos ambientais como temperaturas extremas, ventilação deficiente, luminosidade inadequada, ruídos
- Orientar o(a) cuidador(a) a descansar em algum período do dia
- Orientar repouso no leito
- Orientar sobre conservação de energia
- Orientar sobre sono
- Orientar técnica de relaxamento
- Orientar técnica de relaxamento muscular progressivo
- Promover posição confortável a pessoa
- Promover uso de técnica de relaxamento muscular progressivo
- Prover (proporcionar, fornecer) rotina de hora para dormir
- Reduzir estímulos ambientais
- Reduzir estímulos ambientais 30 minutos antes e durante os períodos de repouso do cliente
- Terapia com massagem
- Terapia de relaxamento
- Usar técnica de relaxamento

Utilize os espaços abaixo para incluir **intervenções** que você utiliza em sua prática e não constam na relação apresentada.	

2.1.6 Necessidade de atividade física

É a necessidade do indivíduo de mover-se de modo voluntário e intencional, sob determinadas circunstâncias, usando a capacidade de controle e relaxamento dos grupos musculares, com o objetivo de evitar lesões teciduais (vasculares, musculares, osteoarticulares), promover saúde, melhorar condições para o trabalho, realizar desejos e sentir-se bem.

Coleta de dados

Capacidade de exercitar-se; formas de deambulação; força muscular; hábito de atividades físicas; hábito de exercícios físicos; restrição ao leito ou cadeira; tolerância à atividade

Diagnósticos de enfermagem	Resultados de enfermagem esperados/alcançados
Amplitude ativa de movimento, nos limites normais	Movimento articular, eficaz
Amplitude ativa de movimento, prejudicada	Movimento articular, adequado
	Movimento articular, eficaz
	Movimento articular, melhorado
Andar, alterado	Andar, melhorado
	Andar, normal
Atividade física, insuficiente	Atividade física, melhorada
	Atividade física, suficiente
Atividade motora, alterada	Atividade motora, melhorada
	Atividade motora, normal
Atividade psicomotora, prejudicada	Atividade psicomotora, adequada
	Atividade psicomotora, melhorada
Cãibra muscular	Cãibra muscular, ausente
	Cãibra muscular, diminuída
Capacidade para transferência, prejudicada	Capacidade para transferência, adequada
	Capacidade para transferência, melhorada
Capacidade para transferência, alterada	Capacidade para transferência, melhorada
	Capacidade para transferência, normal
Capaz de andar (caminhar)	Capacidade de andar (caminhar), eficaz
Capaz de mobilizar-se	Capacidade de mobilizar-se, eficaz
Capaz de mover-se na cama	Mobilidade na cama, eficaz
Capaz de transferir-se	Capacidade para transferir-se, eficaz
Comportamento de exercício físico, prejudicado	Comportamento de exercício físico, adequado
	Comportamento de exercício físico, melhorado
Condição musculoesquelética, eficaz	Condição musculoesquelética, eficaz
Deambulação, alterada	Deambulação, melhorada
	Deambulação, normal

(continua)

Diagnósticos de enfermagem	Resultados de enfermagem esperados/alcançados
Estilo de vida sedentário	Atividade física, melhorada
	Atividade física, suficiente
	Sedentarismo, ausente
Fraqueza	Fraqueza, ausente
	Fraqueza, melhorada
Fraqueza muscular	Força muscular, melhorada
	Força muscular, normal
Função do sistema musculoesquelético, eficaz	Processo do sistema musculoesquelético, eficaz
Função do sistema musculoesquelético, prejudicada	Função do sistema musculoesquelético, adequada
	Função do sistema musculoesquelético, melhorada
	Processo do sistema musculoesquelético, eficaz
Habilidade para movimentar-se em cadeira de rodas, alterada	Habilidade para movimentar-se em cadeira de rodas, adequada
	Habilidade para movimentar-se em cadeira de rodas, melhorada
Intolerância à atividade	Atividade física, melhorada
	Atividade física, suficiente
	Tolerância à atividade
Marcha (caminhada), prejudicada	Marcha (caminhada), adequada
	Marcha (caminhada), melhorada
	Capacidade para andar (caminhar)
Mobilidade em cadeira de rodas, prejudicada	Mobilidade em cadeira de rodas, adequada
	Mobilidade em cadeira de rodas, melhorada
Mobilidade física, alterada	Mobilidade física, adequada
	Mobilidade física, melhorada
Mobilidade na cama, prejudicada	Mobilidade na cama, adequada
	Mobilidade na cama, melhorada
Mobilidade no leito, inadequada	Mobilidade no leito, adequada
	Mobilidade no leito, melhorada
Mobilidade, prejudicada	Capacidade para mobilizar-se, adequada
	Mobilidade, adequada
	Mobilidade, melhorada

(continua)

Diagnósticos de enfermagem	Resultados de enfermagem esperados/alcançados
Padrão de atividade física, inadequado	Padrão de atividade física, adequado
	Padrão de atividade física, melhorado
Resposta ao desuso, eficaz	Resposta ao desuso, eficaz
Risco de desuso	Risco de desuso, ausente
Risco de intolerância à atividade	Atividade física, melhorada
	Atividade física, suficiente
	Risco de intolerância à atividade, ausente
	Tolerância à atividade
Risco de síndrome do desuso	Atividade física, adequada
	Atividade física, melhorada
	Risco de síndrome do desuso, ausente
Sedentarismo	Atividade física, melhorada
	Atividade física, suficiente
	Sedentarismo, ausente
Síndrome do desuso	Atividade física, melhorada
	Atividade física, suficiente
	Síndrome do desuso, ausente
Tolerância à atividade, eficaz	Tolerância à atividade, eficaz

Utilize os espaços abaixo para incluir **diagnósticos e resultados de enfermagem** que você utiliza em sua prática e não constam na relação apresentada.

Intervenções de enfermagem

- Acompanhar cliente durante a deambulação
- Ajudar cliente a andar a intervalos regulares
- Ajudar cliente a ficar de pé
- Ajudar cliente a percorrer uma distância específica
- Auxiliar cliente a posicionar-se no leito
- Auxiliar cliente a sentar na cadeira
- Auxiliar na locomoção até a recreação
- Auxiliar na marcha (caminhada)
- Auxiliar na marcha (caminhada) com uso de dispositivo
- Auxiliar na mobilidade

- Auxiliar na mobilidade na cama
- Auxiliar o cliente a realizar movimentos ativos
- Auxiliar o cliente a sentar-se à beira da cama
- Auxiliar o cliente a transferir-se da cama para a cadeira
- Auxiliar o cliente na deambulação
- Auxiliar o cliente na mudança de decúbito
- Avaliar a adesão ao regime de exercícios proposto
- Avaliar a amplitude de movimento articular
- Avaliar a coordenação motora das mãos para movimentos grossos e finos
- Avaliar as condições do cliente para realizar as atividades físicas propostas
- Avaliar autoestima e imagem corporal
- Avaliar capacidade do cliente para deambulação
- Avaliar condição musculoesquelética
- Avaliar desenvolvimento psicomotor do cliente
- Avaliar estado de orientação
- Avaliar necessidade de uso de dispositivos auxiliares para deambulação
- Avaliar o progresso do cliente na sua deambulação
- Avaliar resposta psicossocial à instrução sobre exercício físico
- Conduzir a realização de exercício de relaxamento
- Conduzir a realização de exercícios em grupo
- Confirmar (ou comprovar) presença de dispositivo corretivo
- Cuidados com molde (suporte ortopédico ou tala, de gesso, plástico ou fibra de vidro)
- Elaborar plano de atividades físicas para o cliente, mediante acordo mútuo
- Elaborar plano de condicionamento progressivo para caminhadas diárias de 30 minutos
- Elaborar plano de exercícios para coordenação motora das mãos
- Elaborar plano de exercícios para o cliente
- Encaminhar para hidroterapia
- Encaminhar para terapia física
- Encaminhar para terapia ocupacional
- Encorajar adesão ao controle da atividade física
- Encorajar deambulação
- Encorajar movimentação no leito dentro de limites seguros
- Encorajar movimentos ativos dentro de limites seguros
- Encorajar o cliente a envolver-se nas mudanças de posição conforme a tolerância, dentro de limites seguros
- Encorajar o cliente a mudar de posição corporal
- Encorajar o cliente a permanecer de pé de conforme a tolerância, dentro de limites seguros
- Encorajar o cliente a permanecer períodos regulares fora do leito
- Encorajar o cliente a realizar atividade física de sua preferência, dentro de limites seguros
- Encorajar o cliente a realizar exercícios e atividades motoras
- Encorajar o cliente a sair do leito
- Encorajar o cliente a sentar-se à beira do leito ou em cadeira, conforme a tolerância
- Encorajar o cliente para deambulação independente, dentro de limites seguros
- Encorajar períodos alternados de repouso e atividade
- Ensinar a manobrar cadeira de rodas no plano, aclive e declive
- Ensinar a transferir-se do chão para a cadeira de rodas
- Evitar deixar o cliente sentado no vaso sanitário por mais de 10 minutos, em caso de insucesso para eliminações intestinal ou urinária
- Evitar elevação do membro comprometido
- Executar amplitude de movimento passiva
- Explicar ao cliente que será feita a mudança de decúbito
- Fazer exercícios de relaxamento com as gestantes
- Fazer ginástica com grupo de hipertensos
- Fazer progredir (ou promover) a mobilidade
- Gerenciar atividade da pessoa
- Gerenciar regime de exercício físico
- Identificar condição musculoesquelética, antes de cirurgia
- Implementar cuidados a clientes com aparelho gessado, conforme protocolo
- Implementar cuidados ao cliente com tração cutânea, conforme protocolo
- Implementar cuidados ao cliente com tração transesquelética, conforme protocolo
- Implementar cuidados com a contenção mecânica
- Implementar cuidados com exercícios isométricos ativos de membros inferiores
- Implementar regime de contenção física
- Implementar regime de imobilização
- Investigar padrão usual de atividades físicas do cliente
- Investigar padrão usual de exercícios do cliente
- Limitar atividade física
- Manter cliente em posição anatômica
- Manter elevada a cabeceira da cama do cliente
- Manter membro comprometido pendente

- Manter membro inferior elevado
- Manter membro superior elevado
- Manter membro superior elevado com uso de tipoia
- Manter membro superior puncionado em artéria axilar abduzido por 1 hora
- Manter o cliente em decúbito lateral
- Manter o cliente em posição adequada ao procedimento
- Manter o cliente em posição ventral
- Manter o cliente em repouso relativo
- Medir a circunferência do braço (ponto médio entre acrômio e cotovelo)
- Monitorar a amplitude de movimento articular
- Monitorar a circunferência do braço
- Monitorar cliente na busca de evidências de fadiga física e emocional
- Monitorar marcha, equilíbrio e fadiga do cliente durante a deambulação
- Monitorar nível de energia, fadiga, mal-estar e fraqueza
- Monitorar tipo e quantidade de exercícios físicos habituais
- Monitorar tolerância à atividade
- Mudar posição corporal
- Observar padrão de eliminação intestinal
- Observar padrão de eliminação urinária
- Observar presença de alucinações
- Obter dados de conhecimento sobre terapia física
- Obter dados sobre amplitude de movimento ativa
- Obter dados sobre capacidade para andar (caminhar)
- Obter dados sobre comportamento de exercício físico
- Obter dados sobre mobilidade
- Obter dados sobre risco de lesão por transferência
- Obter dados sobre tolerância à atividade
- Orientar a realização de atividades físicas dentro de limites seguros
- Orientar a realização de exercícios isométricos ativos de membros inferiores
- Orientar atividades físicas
- Orientar família sobre técnica de transferência
- Orientar o cliente a realizar caminhadas diárias
- Orientar o cliente a realizar períodos de repouso após realizar as atividades de vida diária (alimentar-se, deambular, higienizar-se, vestir-se, arrumar-se)
- Orientar o cliente para não abduzir o membro superior por 24 horas
- Orientar o cliente sobre o papel da atividade motora na saúde
- Orientar o(a) cuidador(a) sobre a mudança de decúbito
- Orientar pessoa/cuidador(a) sobre técnicas seguras de deambulação
- Orientar pessoa/cuidador(a) sobre técnicas seguras de transferência
- Orientar restrição de atividades, se necessário
- Orientar sobre aumento da tolerância à atividade
- Orientar sobre cuidados com molde (suporte ortopédico ou tala, de gesso, plástico ou fibra de vidro)
- Orientar sobre dispositivo para mobilização
- Orientar sobre exercício físico
- Orientar sobre imobilização
- Orientar sobre técnica de deambulação
- Orientar sobre técnica de transferência
- Pesquisar padrão usual de atividades físicas do cliente
- Posicionar membro inferior evitando rotação externa
- Posicionar o cliente a cada 2 horas de modo a evitar pressão prolongada
- Posicionar o cliente levando em conta o alinhamento correto do corpo
- Prescrever exercícios para clientes que apresentam sequelas de hanseníase
- Promover adesão ao regime de exercício físico
- Promover capacidade para transferir-se, por si próprio
- Promover exercício físico
- Promover marcha (caminhada) com uso de dispositivo
- Promover mobilidade física
- Prover (proporcionar, fornecer) dispositivo de apoio
- Realizar movimentação ativa do cliente
- Realizar movimentação ativo-assistida do cliente
- Realizar movimentação passiva do cliente
- Realizar mudança de decúbito
- Reforçar regime de terapia física
- Reforçar técnica de exercício muscular ou articular
- Restringir abdução do membro superior por 24 horas
- Sentar o cliente fora da cama
- Supervisionar a implementação do plano de atividades físicas elaborado de modo compartilhado com o cliente
- Terapia com dispositivo auxiliar
- Terapia de tração
- Transferir pessoa
- Usar posicionamento de apoio
- Usar técnica de transferência
- Usar técnica de transferência usando aparato de elevação
- Utilizar dispositivos de apoio para manter alinhamento corporal

Utilize os espaços abaixo para incluir **intervenções** que você utiliza em sua prática e não constam na relação apresentada.

2.1.7 Necessidade de sexualidade e reprodução

É a necessidade do indivíduo de integrar aspectos somáticos, emocionais, intelectuais e sociais com o objetivo de estabelecer relacionamento afetivo-sexual com um parceiro, obter prazer e procriar.

Coleta de dados

Ciclos menstruais (duração, intervalo e regularidade); infecções sexualmente transmissíveis (tratamentos realizados, inclusive pelo parceiro); dor ou desconforto durante o ato sexual; início de atividade sexual; menarca; menopausa; práticas sexuais (frequência, satisfação, número de parceiros[as]); última colpocitologia oncótica (data e resultado); último exame de próstata; uso de métodos contraceptivos; gestante (em caso positivo, investigar: aceitação da gravidez; altura uterina; batimentos cardíacos fetais; data da última menstruação [DUM]; data provável do parto [DPP]; história obstétrica [número de gestações, partos, cesarianas, abortamentos, número de filhos vivos]; idade gestacional [IG]; intercorrências ou complicações em gestações anteriores; intercorrências ou complicações na gestação atual; situação e apresentação fetal)

Diagnósticos de enfermagem	Resultados de enfermagem esperados/alcançados
Atividade sexual, insatisfatória	Atividade sexual, melhorada
	Atividade sexual, satisfatória
Atividade sexual, satisfatória	Atividade sexual, satisfatória
Complicação durante a gestação (gravidez), ausente	Complicação durante a gestação (gravidez), ausente
Complicação durante o parto (ou nascimento), ausente	Complicação durante o parto (ou nascimento), ausente
Complicação durante o pós-parto, ausente	Complicação durante o pós-parto, ausente
Complicação durante o processo de parturição (trabalho de parto e parto), ausente	Complicação durante o processo de parturição (trabalho de parto e parto), ausente
Complicação perinatal, ausente	Complicação perinatal, ausente
Comportamento sexual, eficaz	Comportamento sexual, eficaz

(continua)

Diagnósticos de enfermagem	Resultados de enfermagem esperados/alcançados
Comportamento sexual, inadequado	Comportamento sexual, adequado
	Comportamento sexual, melhorado
Desempenho sexual, prejudicado	Desempenho sexual, eficaz
	Desempenho sexual, melhorado
Disfunção sexual	Funcionamento sexual, eficaz
	Funcionamento sexual, melhorado
Disposição para planejamento familiar	Disposição para planejamento familiar, mantida
	Planejamento familiar, eficaz
Função do sistema reprodutivo, eficaz	Função do sistema reprodutivo, eficaz
Funcionamento sexual, ineficaz	Funcionamento sexual, eficaz
	Funcionamento sexual, melhorado
Gestação (gravidez), não intencional	Aceitação da gestação (gravidez)
	Adaptação à gestação (gravidez)
Gestação (gravidez) de alto risco (primeiro trimestre)	Gravidez de alto risco (especificar trimestre)
Gestação (gravidez) de baixo risco (primeiro trimestre)	Gravidez de baixo risco (especificar trimestre)
Gestação (gravidez), não planejada	Aceitação da gestação (gravidez)
	Adaptação à gestação (gravidez)
Padrão de sexualidade, alterado	Padrão de sexualidade, adequado
	Padrão de sexualidade, melhorado
Planejamento familiar, eficaz	Planejamento familiar, eficaz
Processo do sistema reprodutivo, eficaz	Processo do sistema reprodutivo, eficaz
Processo do sistema reprodutivo, prejudicado	Processo do sistema reprodutivo, eficaz
	Processo do sistema reprodutivo, melhorado
Risco de abortamento	Risco de abortamento, ausente
Risco de complicação com uso de contraceptivo	Risco de complicação com uso de contraceptivo, ausente
Risco de complicação durante a gestação (gravidez)	Risco de complicação durante a gestação (gravidez), ausente
Risco de complicação durante o processo de parturição (trabalho de parto e parto)	Risco de complicação durante o processo de parturição (trabalho de parto e parto), ausente
Risco de complicação durante o trabalho de parto	Risco de complicação durante o trabalho de parto, ausente
Risco de complicação pós-parto	Risco de complicação pós-parto, ausente
Risco de complicação relacionada com o parto (ou nascimento)	Risco de complicação relacionada com o parto (ou nascimento), ausente

(continua)

Diagnósticos de enfermagem	Resultados de enfermagem esperados/alcançados
Risco de função reprodutiva, prejudicada	Risco de função reprodutiva prejudicada, ausente
Risco de gestação (gravidez), não intencional	Risco de gestação (gravidez) não intencional, ausente
Risco de impotência	Risco de impotência, ausente
Risco de infertilidade	Risco de infertilidade, ausente

Utilize os espaços abaixo para incluir **diagnósticos e resultados de enfermagem** que você utiliza em sua prática e não constam na relação apresentada.

Intervenções de enfermagem

- Acolher a gestante conforme suas necessidades
- Acompanhar clientes do programa de planejamento familiar
- Aconselhar considerando os aspectos culturais, sociais, mitos e tabus
- Aconselhar o pré-teste – Aids
- Agendar consulta de enfermagem
- Agendar oficina para gestante
- Agendar visita à maternidade vinculada
- Avaliar história reprodutiva anterior
- Avaliar uso de contraceptivo
- Coletar células cervicais
- Coletar material para colpocitologia oncótica
- Distribuir contraceptivos para pessoas do programa de planejamento familiar
- Encaminhar casal para aconselhamento genético
- Encaminhar cliente para ginecologista
- Encaminhar gestante/parceiro para aconselhamento genético
- Encaminhar para serviço de planejamento familiar
- Encorajar a verbalização de sentimentos, percepções e medo
- Enfatizar a importância do pré-natal
- Ensinar ao(à) cliente técnicas de estimulação sexual do(a) parceiro(a)
- Ensinar técnicas alternativas de satisfação da sexualidade
- Ensinar técnicas de autoestimulação sexual
- Entregar pasta de gestante com orientação dos conteúdos educativos e explicação do programa
- Envolver a família/pessoa significativa nos cuidados
- Esclarecer que situações de estresse, adoecimento, uso de medicamentos e processo de envelhecimento podem interferir na função sexual
- Estimular as mulheres a fazer o exame colpocitológico
- Estimular o diálogo sobre a situação com o(a) companheiro(a)
- Gerenciar comportamento sexual inapropriado
- Gerenciar cuidado pós-parto
- Gerenciar cuidado pré-natal
- Gerenciar humor deprimido, no pós-parto
- Implementar ações para favorecer gravidez desejada
- Implementar ações para prevenção de gravidez
- Implementar cuidados durante o parto (ou nascimento)
- Implementar cuidados pós-parto
- Implementar cuidados pré-natais
- Inserir dispositivo intrauterino (DIU) conforme protocolo
- Investigar a história clínica do casal

- Investigar o conhecimento do(a) cliente/parceiro(a) sobre planejamento familiar
- Investigar o conhecimento do(a) cliente/parceiro(a) sobre uso de contraceptivo
- Investigar possíveis fatores intervenientes na sexualidade do(a) cliente
- Investigar sífilis
- Medir (ou verificar) frequência de batimentos cardíacos fetais
- Medir (ou verificar) movimentos fetais
- Monitorar contrações uterinas
- Monitorar desenvolvimento fetal
- Monitorar por meio de visita domiciliar
- Obter dados sobre comportamento sexual
- Obter dados sobre idade gestacional
- Obter dados sobre uso de contraceptivo
- Orientar a gestante quanto aos seus direitos
- Orientar cliente sobre o exame colpocitológico
- Orientar cliente sobre o resultado do exame colpocitológico
- Orientar cuidados com as mamas
- Orientar dieta alimentar em quantidade, frequência e qualidade, a ser seguida durante a gestação
- Orientar importância da consulta do puerpério e acompanhamento do lactente
- Orientar sobre atividade sexual na gestação
- Orientar sobre comportamento sexual
- Orientar sobre cuidados no pós-parto
- Orientar sobre cuidados no pré-natal
- Orientar sobre desenvolvimento fetal
- Orientar sobre gestação (gravidez)
- Orientar sobre infertilidade
- Orientar sobre métodos conceptivos
- Orientar sobre o parto (ou nascimento)
- Orientar sobre planejamento familiar
- Orientar sobre possíveis fatores intervenientes na sexualidade no caso do cliente
- Orientar sobre sexualidade: anatomia, fisiologia do aparelho reprodutor masculino e feminino, fatores que interferem na sexualidade humana
- Orientar sobre sinais de trabalho de parto
- Orientar sobre uso de contraceptivo
- Pesquisar doenças intercorrentes e indicadores de risco durante a gravidez
- Prescrever continuidade de contraceptivo oral conforme protocolo
- Prevenção de gestação (gravidez)
- Promover a prática de sexo seguro com o uso do preservativo
- Promover ambiente de privacidade e confidencialidade
- Promover gestação (gravidez)
- Realizar aconselhamento considerando os aspectos culturais, sociais, mitos e tabus
- Realizar avaliação clínico-obstétrica
- Realizar busca ativa de clientes para realização do exame colpocitológico
- Repetir sorologia para toxoplasmose, se o primeiro exame for negativo e a gestante apresentar risco
- Solicitar Coombs indireto na 24ª semana para gestante Rh-negativo
- Solicitar curva glicêmica a partir da 24ª semana até a 32ª semana
- Solicitar exames conforme o protocolo
- Solicitar parcial de urina/sedimento corado
- Usar contraceptivo
- Vacinar a gestante, conforme calendário

Utilize os espaços abaixo para incluir **intervenções** que você utiliza em sua prática e não constam na relação apresentada.

2.1.8 Necessidade de segurança física e do meio ambiente

É a necessidade do indivíduo, família, ou coletividade, de proteger-se e de manter um meio ambiente livre de agentes agressores, com o objetivo de preservar a segurança física e socioambiental.

Coleta de dados

Condições ambientais (domiciliares e peridomiciliares); fatores de risco de infecção; fatores de risco de quedas; presença de vetores; tabagismo (padrão de fumo); tendência a quedas; uso de medidas de segurança; violência (especificar tipo); vulnerabilidade à violência

Diagnósticos de enfermagem	Resultados de enfermagem esperados/alcançados
Abuso de álcool (ou alcoolismo)	Abuso de álcool (ou alcoolismo), ausente
	Abuso de álcool (ou alcoolismo), diminuído
	Cessação do uso de álcool
Abuso de drogas	Abuso de drogas, ausente
	Abuso de drogas, diminuído
	Cessação do uso de drogas
Abuso de tabaco (ou de fumo)	Abuso de tabaco (ou de fumo), ausente
	Abuso de tabaco (ou de fumo), diminuído
	Cessação do uso de fumo
Abuso de substância	Abuso de substância, ausente
	Abuso de substância, diminuído
	Cessação do uso de substância
Abuso sexual	Abuso sexual, ausente
Adesão a precauções de segurança	Adesão a precauções de segurança, eficaz
Alergia alimentar	Alergia alimentar, controlada
Alergia a látex	Alergia a látex, controlada
Automutilação	Automutilação, ausente
	Automutilação, diminuída
Campo de energia, interrompido	Campo de energia, mantido
	Campo de energia, restabelecido
Capacidade para proteção, eficaz	Capacidade para proteção, eficaz
	Capacidade para proteger (ou proteger-se), eficaz

(continua)

Diagnósticos de enfermagem	Resultados de enfermagem esperados/alcançados
Capacidade para proteção, prejudicada	Capacidade para proteção, eficaz
	Capacidade para proteção, melhorada
	Capacidade para proteger (ou proteger-se), eficaz
Complicação adquirida no hospital	Complicação adquirida no hospital, ausente
Complicação associada à atenção à saúde	Complicação associada à atenção à saúde, ausente
Complicação da estomia (ou estoma)	Complicação da estomia (ou estoma), ausente
Comportamento agressivo	Comportamento agressivo, ausente
	Comportamento agressivo, diminuído
Comportamento autodestrutivo	Comportamento, adequado
	Comportamento autodestrutivo, ausente
Comportamento compulsivo	Comportamento compulsivo, ausente
	Comportamento compulsivo, diminuído
Comportamento violento	Comportamento violento, ausente
	Comportamento violento, controlado
Contaminação ambiental	Contaminação ambiental, ausente
	Contaminação ambiental, diminuída
Crime	Crime, ausente
Dependência cruzada de drogas	Dependência cruzada de drogas, ausente
	Dependência cruzada de drogas, diminuída
Dependência de álcool	Dependência de álcool, ausente
	Dependência de álcool, diminuída
Dependência de drogas	Dependência de drogas, ausente
	Dependência de drogas, diminuída
Envenenamento	Envenenamento, controlado
Exposição a contaminação	Exposição a contaminação, ausente
	Exposição a contaminação, controlada
Exposição a violência socioambiental	Exposição a violência socioambiental, ausente
	Exposição a violência socioambiental, controlada
Fuga	Fuga, ausente
Habilidade defensiva, diminuída	Habilidade defensiva, adequada
	Habilidade defensiva, aumentada

(continua)

Diagnósticos de enfermagem	Resultados de enfermagem esperados/alcançados
Infecção (especificar local)	Infecção, ausente
	Infecção, diminuída
Infestação (especificar agente)	Infestação, ausente
	Infestação, diminuída
Infestação ambiental (especificar agente)	Infestação ambiental, ausente
	Infestação ambiental, diminuída
Infestação em coletividade (especificar agente)	Infestação na coletividade, ausente
	Infestação na coletividade, diminuída
Lesão	Lesão, ausente
Lesão elétrica	Lesão elétrica, ausente
Lesão física decorrente de abuso	Lesão física decorrente de abuso, diminuída
Lesão perioperatória	Lesão perioperatória, ausente
Lesão por *laser*	Lesão por *laser*
Lesão por posicionamento perioperatório	Lesão por posicionamento perioperatório, ausente
	Lesão por posicionamento perioperatório, diminuída
Lesão por queda	Lesão por queda, ausente
Lesão por radiação	Lesão por radiação, ausente
Lesão por transferência	Lesão por transferência, diminuída
	Lesão por transferência, ausente
Lesão química	Lesão química, ausente
Lesão térmica	Lesão térmica, ausente
Processo ambiental, negativo	Processo ambiental, melhorado
	Processo ambiental, eficaz
Problema de segurança ambiental	Problema de segurança ambiental, diminuído
	Problema de segurança ambiental, resolvido
	Segurança ambiental, adequada
Proteção, ineficaz	Proteção, eficaz
	Proteção, melhorada
Queda	Queda, ausente
Recuperação de abuso	Condição de recuperação, adequada
	Recuperação de abuso, adequada
	Recuperação de abuso, eficaz

(continua)

Diagnósticos de enfermagem	Resultados de enfermagem esperados/alcançados
Recuperação de agressão sexual (ou estupro)	Condição de recuperação, adequada
	Recuperação de agressão sexual (ou estupro), adequada
	Recuperação de agressão sexual (ou estupro), eficaz
Resposta alérgica ao látex	Resposta alérgica ao látex, controlada
Risco de acidente doméstico	Acidente doméstico, ausente
	Risco de acidente doméstico, ausente
	Risco de acidente doméstico, diminuído
Risco de agressão	Agressão, ausente
	Risco de agressão, ausente
	Risco de agressão, diminuído
Risco de alergia ao látex	Alergia ao látex, ausente
	Risco de alergia ao látex, ausente
	Risco de alergia ao látex, diminuído
Risco de anafilaxia	Anafilaxia, ausente
	Risco de anafilaxia, ausente
	Risco de anafilaxia, diminuído
Risco de automutilação	Automutilação, ausente
	Risco de automutilação, ausente
	Risco de automutilação, diminuído
Risco de comportamento autodestrutivo	Comportamento autodestrutivo, ausente
	Risco de comportamento autodestrutivo, ausente
	Risco de comportamento autodestrutivo, diminuído
Risco de dano ambiental	Dano ambiental, ausente
	Risco de dano ambiental, ausente
	Risco de dano ambiental, diminuído
Risco de envenenamento	Envenenamento, ausente
	Risco de envenenamento, ausente
	Risco de envenenamento, diminuído
Risco de exposição a contaminação	Exposição a contaminação, ausente
	Risco de exposição a contaminação, ausente
	Risco de exposição a contaminação, diminuído

(continua)

Diagnósticos de enfermagem	Resultados de enfermagem esperados/alcançados
Risco de exposição à radiação	Exposição à radiação, ausente
	Risco de exposição à radiação, ausente
	Risco de exposição à radiação, diminuído
Risco de exposição a tabagismo secundário (passivo)	Exposição a tabagismo secundário (passivo), ausente
	Risco de exposição a tabagismo secundário (passivo), ausente
	Risco de exposição a tabagismo secundário (passivo), diminuído
Risco de ferimento	Ferimento, ausente
	Risco de ferimento, ausente
	Risco de ferimento, diminuído
Risco de fuga	Fuga, ausente
	Risco de fuga, ausente
	Risco de fuga, diminuído
Risco de infecção	Infecção, ausente
	Risco de infecção, ausente
	Risco de infecção, diminuído
Risco de infecção cruzada	Infecção cruzada, ausente
	Risco de infecção cruzada, ausente
	Risco de infecção cruzada, diminuído
Risco de infecção da membrana mucosa oral (ou bucal)	Infecção da membrana mucosa oral (ou bucal), ausente
	Risco de infecção da membrana mucosa oral (ou bucal), ausente
	Risco de infecção da membrana mucosa oral (ou bucal), diminuído
Risco de infecção ocular	Infecção ocular, ausente
	Risco de infecção ocular, ausente
	Risco de infecção ocular, diminuído
Risco de infestação	Infestação, ausente
	Risco de infestação, ausente
	Risco de infestação, diminuído
Risco de lesão	Lesão, ausente
	Risco de lesão, ausente
	Risco de lesão, diminuído

(continua)

Diagnósticos de enfermagem	Resultados de enfermagem esperados/alcançados
Risco de lesão perioperatória	Lesão perioperatória, ausente
	Risco de lesão perioperatória, ausente
	Risco de lesão perioperatória, diminuído
Risco de lesão por posicionamento perioperatório	Lesão por posicionamento perioperatório, ausente
	Risco de lesão por posicionamento perioperatório, ausente
	Risco de lesão por posicionamento perioperatório, diminuído
Risco de lesão por queda	Lesão por queda, ausente
	Risco de lesão por queda, ausente
	Risco de lesão por queda, diminuído
Risco de lesão por radiação	Lesão por radiação, ausente
	Risco de lesão por radiação, ausente
	Risco de lesão por radiação, diminuído
Risco de lesão por transferência	Lesão por transferência, ausente
	Risco de lesão por transferência, ausente
	Risco de lesão por transferência, diminuído
Risco de queda	Queda, ausente
	Risco de queda, ausente
	Risco de queda, diminuído
Risco de reação adversa a substância química (especificar)	Reação adversa a substância química, ausente
	Risco de reação adversa a substância química, ausente
	Risco de reação adversa a substância química, diminuído
Risco de ser vítima de abuso de idoso	Abuso de idoso, ausente
	Risco de ser vítima de abuso de idoso, ausente
	Risco de ser vítima de abuso de idoso, diminuído
Risco de ser vítima de abuso infantil	Abuso infantil, ausente
	Risco de ser vítima de abuso infantil, ausente
	Risco de ser vítima de abuso infantil, diminuído
Risco de ser vítima de negligência	Negligência, ausente
	Risco de ser vítima de negligência, ausente
	Risco de ser vítima de negligência, diminuído

(continua)

Diagnósticos de enfermagem	Resultados de enfermagem esperados/alcançados
Risco de ser vítima de negligência de idoso	Negligência de idoso, ausente
	Risco de ser vítima de negligência de idoso, ausente
	Risco de ser vítima de negligência de idoso, diminuído
Risco de ser vítima de negligência infantil	Negligência infantil, ausente
	Risco de ser vítima de negligência infantil, ausente
	Risco de ser vítima de negligência infantil, diminuído
Risco de ser vítima de violência de parceiro íntimo	Risco de ser vítima de violência de parceiro íntimo, ausente
	Risco de ser vítima de violência de parceiro íntimo, diminuído
	Violência de parceiro íntimo, ausente
Risco de síndrome da morte súbita do bebê	Risco de síndrome da morte súbita do bebê, ausente
	Risco de síndrome da morte súbita do bebê, diminuído
	Síndrome da morte súbita do bebê, ausente
Risco de síndrome de estresse por mudança	Risco de síndrome de estresse por mudança, ausente
	Risco de síndrome de estresse por mudança, diminuído
	Síndrome de estresse por mudança, ausente
Risco de sufocação	Risco de sufocação, ausente
	Risco de sufocação, diminuído
	Sufocação, ausente
Risco de suicídio	Risco de suicídio, ausente
	Risco de suicídio, diminuído
	Suicídio, ausente
Risco de trauma	Risco de trauma, ausente
	Risco de trauma, diminuído
	Trauma, ausente
Risco de violência	Risco de violência, ausente
	Risco de violência, diminuído
	Violência, ausente
Risco de violência direcionada a si mesmo	Risco de violência direcionada a si mesmo, ausente
	Risco de violência direcionada a si mesmo, diminuído
	Violência direcionada a si mesmo, ausente

(continua)

Diagnósticos de enfermagem	Resultados de enfermagem esperados/alcançados
Risco de violência doméstica	Risco de violência doméstica, ausente
	Risco de violência doméstica, diminuído
	Violência doméstica, ausente
Risco de violência sexual	Risco de violência sexual, ausente
	Risco de violência sexual, diminuído
	Violência sexual, diminuída
Segurança ambiental, eficaz	Segurança ambiental, eficaz
Síndrome do estresse por mudança	Síndrome do estresse por mudança, ausente
	Síndrome do estresse por mudança, diminuída
Sintoma de abstinência	Sintoma de abstinência, ausente
	Sintoma de abstinência, diminuído
Tabagismo	Tabagismo, controlado
	Cessação do uso de tabaco (fumo)
Tabagismo prévio	Abandono de tabagismo
	Cessação do uso de tabaco (fumo)
Uso de álcool	Uso de álcool, diminuído
	Cessação do uso de álcool
Uso de drogas	Uso de drogas, diminuído
	Cessação do uso de drogas
Violência	Violência, ausente
	Violência, diminuída
Violência doméstica	Violência doméstica, ausente
	Violência doméstica, diminuída
Violência física	Violência física, ausente
	Violência física, diminuída
Violência sexual	Violência sexual, ausente
	Violência sexual, diminuída
Vítima de abuso de idoso	Abuso de idoso, ausente
Vítima de abuso infantil	Abuso infantil, ausente
Vítima de agressão sexual (ou estupro)	Agressão sexual (ou estupro), ausente

(continua)

Diagnósticos de enfermagem	Resultados de enfermagem esperados/alcançados
Vítima de negligência de idoso	Negligência de idoso, ausente
Vítima de negligência infantil	Negligência infantil, ausente
Vítima de violência de parceiro íntimo	Violência de parceiro íntimo, ausente
Utilize os espaços abaixo para incluir **diagnósticos e resultados de enfermagem** que você utiliza em sua prática e não constam na relação apresentada.	

Intervenções de enfermagem

- Acompanhar a clientela sadia ou com condição crônica
- Acompanhar a criança
- Acompanhar a evolução da cicatrização de ferida cirúrgica
- Acompanhar a gestante mensalmente, até o parto
- Acompanhar a gestante portadora de HIV
- Acompanhar a nutriz de baixo peso até o quarto mês após a criança nascer
- Acompanhar atentivamente gestantes de idade mais avançada
- Acompanhar atentivamente multíparas que nunca fizeram pré-natal
- Acompanhar caso de meningite fora do hospital
- Acompanhar cliente e encaminhar para outro profissional quando necessário
- Acompanhar crianças desnutridas
- Acompanhar crianças em crise respiratória forte até o restabelecimento
- Acompanhar crianças pelo protocolo Atenção Integrada às Doenças Prevalentes na Infância (AIDPI)
- Acompanhar cuidador/família na realização dos cuidados
- Acompanhar evolução de doenças infectocontagiosas
- Acompanhar esquema de vacinação da criança
- Acompanhar estado de saúde de pessoas com deficiência
- Acompanhar estado de saúde da pessoa
- Acompanhar estado vacinal de escolares
- Acompanhar evolução de recém-nascido de mãe adolescente
- Acompanhar exames trimestrais de pessoas diabéticas
- Acompanhar familiares e pessoas com hepatite B no domicílio
- Acompanhar gestação de baixo risco
- Acompanhar pessoa até seu deslocamento para outro serviço de saúde
- Acompanhar pessoa durante o tratamento
- Acompanhar o tratamento de pessoas com tuberculose
- Acompanhar pessoa ao banheiro durante o período de observação
- Acompanhar pessoa com acidente vascular encefálico
- Acompanhar pessoa em emergência durante transporte
- Acompanhar pessoa em seus deslocamentos
- Acompanhar pessoa na execução do curativo
- Acompanhar pessoa portadora de hanseníase

- Acompanhar pessoas com herpes
- Acompanhar pessoas com doença crônica (diabéticos e hipertensos)
- Acompanhar pessoas da terceira idade
- Acompanhar pessoas hipertensas
- Acompanhar pessoas portadoras de deficiências
- Acompanhar pré-natal na Unidade de Saúde
- Acompanhar pré-natal da gestante
- Acompanhar remoção/transferência de pessoa em ambulância
- Acompanhar trajetória de agravos à saúde
- Acompanhar uso de contraceptivo das usuárias
- Aconselhar sobre abuso de drogas
- Aconselhar sobre tabagismo
- Aconselhar sobre uso de álcool
- Ajudar a pessoa a lavar ferimento infectado
- Apoiar parte do corpo afetada
- Auxiliar em curativo
- Avaliar a casa, antes do cuidado domiciliar
- Avaliar a ferida a cada troca de curativo
- Avaliar a situação da ferida para curativo
- Avaliar aspecto de secreções vaginais
- Avaliar casos de emergência (pessoa com hipertensão, dor precordial)
- Avaliar condição de imunização
- Avaliar condições de higiene ambiental durante visita domiciliar
- Avaliar condições de insalubridade do ambiente domiciliar
- Avaliar condições de saneamento domiciliar
- Avaliar condições de saneamento e de saúde da família visitada
- Avaliar contagem de dispositivos cirúrgicos e compressas/gazes
- Avaliar exposição à radiação
- Avaliar ferida infectada
- Avaliar higiene do sistema de abastecimento de água
- Avaliar necessidade de desbridamento da ferida
- Avaliar risco de infecção após cirurgia
- Avaliar risco de queda
- Avaliar sinais e sintomas de infecção urinária
- Avaliar sinais e sintomas de infecção após cirurgia
- Avaliar situação vacinal
- Avaliar susceptibilidade para infecção
- Avaliar tipo de ferida (limpa ou contaminada)
- Avaliar, após queda
- Checar identidade da pessoa
- Checar segurança de dispositivo
- Classificar a ferida cirúrgica
- Coletar linfa de portadores de hanseníase
- Coletar material cervicouterino para prevenção de câncer de colo do útero
- Coletar material para baciloscopia
- Coletar material para exame de escarro
- Coletar material para exame de urina
- Coletar material para exame laboratorial de pessoas acamadas, no domicílio
- Coletar material para exame no domicílio da pessoa
- Coletar material para teste do pezinho
- Coletar o lixo contaminado em recipiente específico
- Colher material cervicouterino em gestantes
- Colocar equipamento de segurança
- Colocar limites fornecendo dados centrados na realidade
- Comparar dados de saúde anteriores para avaliação de uso de medicação e dieta
- Comunicar risco de agressão da pessoa
- Comunicar situações de violência para autoridade competente
- Confirmar (ou comprovar) alergia
- Confirmar (ou comprovar) consentimento, antes de cirurgia
- Confirmar (ou comprovar) localização e lateralidade do ato cirúrgico
- Confirmar (ou comprovar) pessoa, antes de cirurgia
- Contar dispositivos cirúrgicos e compressas/gazes
- Contar dispositivos cirúrgicos e compressas/gazes, durante a cirurgia
- Controlar a carteira de vacinação
- Controlar epidemias através de vacinação
- Controlar fatores ambientais de desconforto para a pessoa
- Controlar infecção no ambiente
- Cuidar da pessoa com ferida infectada no domicílio
- Demonstrar prevenção de quedas
- Desbridar ferida
- Detectar galerias abertas
- Detectar ruas com esgoto a céu aberto
- Distribuir camisinhas para jovens/adolescentes
- Drenar abscesso/furúnculo
- Elevar grades de cama
- Encaminhar adultos para vacina antitetânica

- Encaminhar cliente para avaliação médica
- Encaminhar cliente para o serviço de psicologia
- Encaminhar crianças para vacinação
- Encaminhar escolares para atualização de vacinação
- Encaminhar gestante para vacinação
- Encaminhar pessoa para administração de soro antirrábico
- Encaminhar pessoa para administração de vacina antitetânica
- Encaminhar pessoa para desbridamento de ferida
- Encaminhar para atendimento médico na unidade de pessoas com feridas infectadas
- Encaminhar para desbridamento no hospital
- Encaminhar para fazer vacina de BCG
- Encaminhar para Unidade de Saúde pessoas com esquema de vacinação incompleto
- Encaminhar pessoas com cortes para aplicação de vacina antitetânica
- Encaminhar pessoas da comunidade para vacinação na unidade
- Encaminhar pessoas para fazer curativo em outra Unidade de Saúde
- Encaminhar portadores de hanseníase para tomar BCG
- Entrevistar a mãe/cuidador(a) sobre situação vacinal da criança
- Estabelecer data para abandono de tabagismo
- Estabelecer um contrato em termos de "ausência de autoagressão"
- Executar ações de prevenção do câncer cervicouterino
- Facilitar recuperação de abuso de álcool
- Facilitar recuperação de abuso de drogas
- Fazer a limpeza das mãos com sabão
- Fazer biópsia de portadores de hanseníase
- Fazer curativo de ferida infectada
- Fazer curativo de ferida infectada durante visita domiciliar
- Fazer rastreamento (*screening*) de abuso
- Fazer rastreamento (*screening*) de abuso de álcool
- Fazer rastreamento (*screening*) de abuso de drogas
- Fazer rastreamento (*screening*) de abuso de substância
- Fazer rastreamento (*screening*) de tabagismo
- Gerenciar sintoma de abstinência
- Higienizar as mãos antes e depois de fazer o curativo
- Identificar origem do sangramento
- Identificar parte anormal do corpo, antes do posicionamento perioperatório
- Implementar cuidados com acesso vascular arterial
- Implementar cuidados com cateter arterial
- Implementar cuidados com cateter umbilical
- Implementar cuidados com cateteres
- Implementar cuidados com dispositivo mecânico de hemostasia
- Implementar cuidados com punção arterial/venosa de grandes vasos
- Implementar cuidados com punção de fístula arteriovenosa
- Implementar cuidados na administração de dopamina
- Implementar cuidados na coleta de exame laboratorial
- Implementar cuidados na diálise peritoneal intermitente
- Implementar cuidados na finalização da hemodiálise e heparinização do cateter
- Implementar cuidados na instalação de hemodiálise no cateter de duplo lúmen
- Implementar cuidados na transfusão de sangue/hemocomponentes
- Implementar cuidados na verificação de glicosúria e cetonúria – regulação hormonal
- Implementar cuidados no transporte de pessoas imunodeprimidas
- Implementar cuidados para prevenção de infecção
- Implementar cuidados pós-biópsia renal
- Implementar diretriz terapêutica para dor
- Implementar precauções contra suicídio
- Implementar protocolo de imunização em adulto
- Implementar protocolo de imunização em trabalhador
- Implementar regime de imunização
- Implementar regime de reclusão (ou isolamento)
- Implementar regime de segurança
- Implementar técnica asséptica
- Informar consequências da ocorrência de comportamento autolesivo
- Instalar fototerapia convencional com proteção ocular
- Instituir precauções de segurança com relação a roupa íntima e de cama da pessoa
- Investigar o tempo do aparecimento do corrimento vaginal
- Investigar quantas doses de vacina antitetânica a pessoa já tomou e há quanto tempo
- Manejar (controlar) segurança ambiental
- Manter acesso intravenoso pérvio
- Manter acrílico de proteção para fototerapia

- Manter alarme de segurança contra queda
- Manter almofada de abdução
- Manter cabeceira em posição horizontal
- Manter campainha ao alcance da pessoa
- Manter colchão com borda elevada
- Manter contenção de membros superiores
- Manter distância mínima de 50 cm para fototerapia
- Manter materiais perfurocortantes fora do alcance da pessoa
- Manter pessoa em quarto com grade
- Manter peso de areia no sítio de punção da artéria/veia por 4 horas
- Manter peso no abdômen
- Manter precaução com sangue e fluidos
- Manter precaução cutânea
- Manter precaução entérica
- Manter precaução respiratória
- Manter proteção ocular
- Manter repouso em decúbito dorsal por 4 horas após punção femoral
- Manter repouso em decúbito lateral direito por 4 horas
- Manter técnica de isolamento
- Manter temperatura do ambiente em 25°C
- Manter vigilância contínua
- Minimizar desconforto da pessoa
- Minimizar exposição da pessoa aos fatores de risco ambientais
- Ministrar vacina contra hepatite B em criança menor de 1 ano
- Monitorar abstinência
- Monitorar abuso infantil
- Monitorar conteúdo de ideias delirantes que possa ser danoso ou violento
- Monitorar risco de queda
- Monitorar sinais de intoxicação
- Monitorar sinais e sintomas de infecção
- Observar o intervalo recomendado entre uma dose da vacina e outra
- Observar os locais de aplicação das vacinas
- Observar pertuito e locais de inserção de cateteres
- Observar reações alérgicas
- Observar sinais de infecção
- Observar trauma
- Observar trauma elétrico
- Observar trauma por *laser*
- Observar trauma por radiação
- Observar trauma por transferência
- Observar trauma químico
- Obter dados de conhecimento sobre infecção cruzada
- Obter dados de conhecimento sobre prevenção de queda
- Obter dados de conhecimento sobre segurança ambiental
- Obter dados sobre abstinência
- Obter dados sobre abuso de álcool
- Obter dados sobre abuso de drogas
- Obter dados sobre abuso de substância
- Obter dados sobre adesão ao regime de imunização
- Obter dados sobre adesão ao regime de segurança
- Obter dados sobre alergias
- Obter dados sobre ambiente
- Obter dados sobre barreiras para adesão a precauções de segurança
- Obter dados sobre comportamento
- Obter dados sobre condição da habitação
- Obter dados sobre disposição (ou prontidão) para abandono de tabagismo
- Obter dados sobre exposição a contágio
- Obter dados sobre exposição à radiação
- Obter dados sobre lesão
- Obter dados sobre lesão elétrica
- Obter dados sobre lesão por *laser*
- Obter dados sobre lesão por radiação
- Obter dados sobre lesão por transferência
- Obter dados sobre lesão química
- Obter dados sobre risco de complicação adquirida no hospital
- Obter dados sobre risco de doença
- Obter dados sobre risco de quedas
- Obter dados sobre risco de quedas, na admissão
- Obter dados sobre risco de violência
- Obter dados sobre segurança ambiental
- Obter dados sobre suscetibilidade a infecção
- Obter dados sobre tabagismo
- Oferecer um ambiente seguro para a prática da deambulação
- Organizar transporte seguro de pessoa
- Orientar a esvaziar a bexiga por completo
- Orientar a evitar compartilhar agulhas
- Orientar a evitar comportamentos de risco
- Orientar a evitar contatos com doenças infectocontagiosas
- Orientar a evitar formas mais graves de doenças através de vacinação

- Orientar a evitar práticas sexuais de alto risco
- Orientar a mulher para fazer o exame colpocitológico
- Orientar a não deixar água parada
- Orientar a vacinação de gestantes
- Orientar a vacinação Dupla Adulto (tétano e difteria) em casos de ferimentos
- Orientar adolescentes quanto à prevenção de IST
- Orientar adolescentes sobre agressividade
- Orientar as mulheres a fazer o exame preventivo do câncer ginecológico
- Orientar as profissionais do sexo sobre a prevenção de IST
- Orientar cliente sobre aspectos legais
- Orientar família a respeito de doenças infectocontagiosas
- Orientar família acerca da higiene ambiental no espaço destinado à pessoa
- Orientar família no domicílio sobre a realização do curativo
- Orientar família sobre a necessidade de continuidade do acompanhamento do curativo
- Orientar família sobre prevenção de infecção
- Orientar família sobre prevenção de infecção cruzada
- Orientar família sobre prevenção de queda
- Orientar família sobre suscetibilidade a infecção
- Orientar imunização na consulta de puericultura
- Orientar lavagem do filtro de água
- Orientar limpeza dos arredores do domicílio
- Orientar mãe/cuidador(a) acerca da situação vacinal de escolar
- Orientar mãe/cuidador(a) de criança sobre tratamento de verminose
- Orientar mãe/cuidador(a) para diminuir doces e sorvete de crianças com cáries
- Orientar mãe/cuidador(a) para vacinar seus filhos
- Orientar mãe/cuidador(a) sobre a ação da vacina, as reações, e o retorno
- Orientar mãe/cuidador(a) sobre a importância da imunização
- Orientar mãe/cuidador(a) sobre as vacinas BCG e hepatite
- Orientar mãe/cuidador(a) sobre início da vacinação da criança
- Orientar mãe/cuidador(a) sobre o esquema vacinal
- Orientar mãe/cuidador(a) sobre o teste do pezinho
- Orientar mãe/cuidador(a) sobre vacinação
- Orientar mãe/cuidador(a) sobre vacinas para imunizar as crianças das doenças contagiosas
- Orientar mães/cuidadores sobre a prevenção de verminose nos filhos
- Orientar mães/cuidadores sobre vacinas da criança, no domicílio
- Orientar mediante utilização de esquema escrito
- Orientar na prevenção de doenças sexualmente transmissíveis
- Orientar o autoexame de mamas e a prevenção de câncer de colo uterino
- Orientar o autoexame de mamas na consulta de enfermagem em planejamento familiar
- Orientar o pessoal de coleta de lixo sobre o perigo da contaminação
- Orientar o uso de luvas, quando estiver lidando com lixo
- Orientar os pais sobre os efeitos colaterais das vacinas
- Orientar pessoa quanto a prejuízos da automedicação
- Orientar quanto à importância da higiene íntima após cada micção
- Orientar sobre abandono de tabagismo
- Orientar sobre abuso
- Orientar sobre abuso de álcool
- Orientar sobre abuso de drogas
- Orientar sobre abuso de substâncias
- Orientar sobre cuidado com o lixo
- Orientar sobre cuidados com a água
- Orientar sobre dengue
- Orientar sobre dispositivo de segurança
- Orientar sobre exposição a tabagismo secundário (passivo)
- Orientar sobre infestação de piolhos (ou pediculose)
- Orientar sobre manejo (controle) dos sintomas de abstinência
- Orientar sobre medidas de segurança
- Orientar sobre prevenção de infecção cruzada
- Orientar sobre prevenção de queda
- Orientar sobre reação alérgica
- Orientar sobre segurança ambiental
- Orientar sobre segurança da criança
- Orientar sobre segurança de dispositivo
- Orientar sobre segurança do domicílio
- Orientar sobre tabagismo
- Orientar sobre técnica de redução de risco
- Orientar sobre uso de dispositivo de apoio
- Orientar sobre vacina

- Orientar tratamento do lixo
- Perguntar sobre alergias antes de aplicar vacinas do sarampo
- Pesquisar uso de álcool
- Pesquisar uso de fumo
- Posicionar a pessoa no leito
- Posicionar pessoa
- Prevenir alergia ao látex
- Prevenir complicações da fenilcetonúria na criança
- Prevenir complicações do hipotireoidismo na criança
- Prevenir complicações em caso de diarreia aguda
- Prevenir doença infectocontagiosa através de vacina
- Prevenir doenças futuras na gestante
- Prevenir doenças infectocontagiosas
- Prevenir doenças sexualmente transmissíveis
- Prevenir doenças sexualmente transmissíveis em mulheres
- Prevenir IST/Aids
- Prevenir incapacidades de portadores de hanseníase
- Prevenir infecção
- Prevenir infecção cruzada
- Prevenir infecção do coto umbilical do recém-nascido
- Prevenir infecções ginecológicas
- Prevenir lesão elétrica
- Prevenir lesão mecânica
- Prevenir lesão por *laser*
- Prevenir lesão por radiação
- Prevenir lesão química
- Prevenir lesão térmica
- Prevenir quedas
- Prevenir trauma elétrico
- Prevenir trauma mecânico
- Prevenir trauma por *laser*
- Prevenir trauma por radiação
- Prevenir trauma térmico
- Prevenir violência
- Proteger fisicamente a pessoa antes da cirurgia
- Proteger indivíduo quanto a si próprio e aos outros
- Proteger pessoa durante neurocirurgia
- Prover (proporcionar, fornecer) dispositivos de segurança
- Providenciar equipamento de segurança
- Questionar efeitos adversos de vacinas anteriores
- Rastrear abusos
- Rastrear substâncias ilícitas
- Realizar higienização de chupetas e mamadeiras
- Reduzir fatores que aumentam a experiência dolorosa
- Registrar melhora do quadro de agitação
- Restringir entrada de alimentos nas visitas
- Retirar do ambiente objetos que possam oferecer riscos para a pessoa
- Retirar objetos de risco do quarto da pessoa
- Retirar objetos que possam ser usados como meio de suicídio
- Salinizar acesso venoso periférico
- Sensibilizar comunidade na eliminação do *Aedes aegypti*
- Solicitar e assinar os pedidos de exame
- Solicitar exame laboratorial para diagnóstico de verminose
- Solicitar exames complementares
- Solicitar exames complementares de rotina/padronizados (glicemia e hemoglobina glicosilada), trimestralmente para diabéticos e anualmente (glicemia e lipídios) para hipertensos na consulta de enfermagem
- Solicitar exames complementares na consulta de enfermagem, na área de saúde da mulher
- Solicitar exames complementares necessários em consultas de adultos e mulheres
- Solicitar exames complementares para comunicantes de doença transmissível
- Solicitar exames laboratoriais de rotina da gestante no pré-natal
- Solicitar exames laboratoriais de rotina para hipertensos
- Solicitar exames laboratoriais normatizados
- Solicitar exames laboratoriais para esclarecimento de diagnóstico em casos suspeitos durante surtos epidêmicos
- Solicitar teste de gravidez
- Terapia para abandono de tabagismo
- Terapia para violência de parceiro íntimo
- Transferir pessoa do leito usando equipamento de transferência
- Transportar a pessoa do domicílio para a unidade de saúde, de ambulância
- Transportar pessoa para a tomografia
- Transportar pessoa para ambulância
- Transportar pessoas
- Tratar lesão
- Tratar reação alérgica
- Triar pessoa para vacinação
- Trocar acesso venoso

- Trocar água do umidificador de incubadora
- Trocar bolsa de urostomia
- Trocar cadarço da traqueostomia após o banho
- Trocar cadarço do tubo orotraqueal após o banho
- Trocar cânula
- Trocar cateter nasal
- Trocar coletor de urina com sistema aberto
- Trocar coletor de urina com sistema fechado
- Trocar conjunto de eletrodos
- Trocar equipo da dieta e seringa de 20 mL
- Trocar equipo de bomba de infusão do antibiótico
- Trocar equipo de bureta de 150 mL
- Trocar equipo de bureta de 50 mL
- Trocar equipo de gotas da administração de água por sonda
- Trocar equipo de gotas de bomba de infusão da dieta
- Trocar equipo de gotas de bomba de infusão do soro
- Trocar equipo de gotas do antibiótico
- Trocar equipo de gotas do soro
- Trocar equipo de gotas fotossensível
- Trocar equipo de gotas fotossensível de bomba de infusão
- Trocar equipo de microgotas do soro
- Trocar equipo de PVC
- Trocar extensor de acesso venoso
- Trocar filtro do BIPAP
- Trocar fraldas descartáveis
- Trocar fraldas descartáveis, quando necessário
- Trocar frasco e tubo extensor da sonda uma vez ao dia
- Trocar obturador da sonda vesical de demora
- Trocar óculos nasal
- Trocar plugue
- Trocar proteção ocular
- Trocar seringa urológica
- Trocar tampa de acesso venoso
- Trocar traqueia do BIPAP
- Trocar dispositivo coletor de eliminação urinária, uma vez ao dia
- Usar técnica de redução de risco
- Utilizar técnica asséptica
- Vacinar comunicantes de portadores de hanseníase
- Vacinar contra o sarampo
- Vacinar crianças em creches e escolas
- Vacinar idosos contra gripe e pneumonia
- Vacinar idosos em campanha
- Vacinar idosos em domicílio
- Vacinar profissionais da saúde contra hepatite
- Vacinar pessoa acamada em visita domiciliar
- Vacinar pessoa que sofreu mordedura de animais
- Vacinar parturiente segundo rotina
- Vacinar trabalhadores que manipulam alimentos
- Vacinar, no domicílio, idosos debilitados e com dificuldade de locomoção
- Verificar alergias
- Verificar condições do domicílio
- Verificar condições sanitárias da habitação (chuveiro, vaso sanitário, bacia de banho)
- Verificar o cumprimento do jejum para coleta de material
- Verificar prontuário para identificação de problemas para administração de vacina
- Verificar reações vacinais
- Verificar se há presença de infecção
- Verificar se o cartão de vacina da criança está completo
- Verificar se pessoa acidentada fez esquema de vacina antitetânica
- Vigiar risco de agressão
- Vigiar risco de suicídio

Utilize os espaços abaixo para incluir **intervenções** que você utiliza em sua prática e não constam na relação apresentada.	

2.1.9 Necessidade de cuidado corporal e ambiental

É a necessidade do indivíduo para, de modo deliberado, responsável e eficaz, realizar atividades com o objetivo de preservar seu asseio corporal e apresentação pessoal; e da família e coletividade para manter o ambiente domiciliar e entorno em condições que favoreçam a preservação da saúde.

Coleta de dados

Apresentação pessoal; capacidade para desempenho das atividades da vida diária; capacidade para o autocuidado (especificar); condições de higiene do entorno; condições de higiene domiciliar; higiene pessoal

Diagnósticos de enfermagem	Resultados de enfermagem esperados / alcançados
Arrumação da casa, prejudicada	Arrumação da casa, adequada
	Arrumação da casa, melhorada
	Capacidade para executar a arrumação da casa, adequada
Autocuidado, adequado	Autocuidado, adequado
Autocuidado: alimentação, adequado	Autocuidado: alimentação, adequado
Autocuidado: banho/higiene, adequado	Autocuidado: banho/higiene, adequado
Autocuidado: higiene íntima, adequado	Autocuidado: higiene íntima, adequado
Autocuidado: vestir-se e arrumar-se, adequado	Autocuidado: vestir-se e arrumar-se, adequado
Autocuidado, inadequado	Autocuidado, adequado
	Autocuidado, melhorado
Autocuidado: alimentação, inadequado	Autocuidado: alimentação, adequado
	Autocuidado: alimentação, melhorado
Autocuidado: banho/higiene, inadequado	Autocuidado: banho/higiene, adequado
	Autocuidado: banho/higiene, melhorado
Autocuidado: higiene íntima, inadequado	Autocuidado: higiene íntima, adequado
	Autocuidado: higiene íntima, melhorado
Autocuidado: vestir-se e arrumar-se, inadequado	Autocuidado: vestir-se e arrumar-se, adequado
	Autocuidado: vestir-se e arrumar-se, melhorado
Capacidade para arrumação da casa, inadequada	Capacidade para arrumação da casa, adequada
	Capacidade para arrumação da casa, melhorada
Capacidade para arrumar-se (cuidar da aparência externa), prejudicada	Capacidade para arrumar-se (cuidar da aparência externa), adequada
	Capacidade para arrumar-se (cuidar da aparência externa), melhorada

(continua)

Diagnósticos de enfermagem	Resultados de enfermagem esperados / alcançados
Capacidade para executar a arrumação da casa, adequada	Capacidade para executar a arrumação da casa, adequada
Capacidade para executar a higiene, prejudicada	Capacidade para executar a higiene, adequada
	Capacidade para executar a higiene, melhorada
Capacidade para executar higiene oral (ou bucal), prejudicada	Capacidade para executar a higiene oral (ou bucal), adequada
	Capacidade para executar a higiene oral (ou bucal), melhorada
Capacidade para executar higiene pessoal (especificar se corporal, oral, cabelos, unhas, íntima), adequada	Capacidade para executar higiene pessoal (especificar se corporal, oral, cabelos, unhas, íntima), adequada
Capacidade para executar higiene pessoal (especificar se corporal, oral, cabelos, unhas, íntima), inadequada	Capacidade para executar higiene pessoal (especificar se corporal, oral, cabelos, unhas, íntima), adequada
	Capacidade para executar higiene pessoal (especificar se corporal, oral, cabelos, unhas, íntima), melhorada
Capacidade para executar o cuidado, prejudicada	Capacidade para executar o cuidado, adequada
	Capacidade para executar o cuidado, melhorada
Capacidade para fazer compras, prejudicada	Capacidade para fazer compras, adequada
	Capacidade para fazer compras, melhorada
Capacidade para preparar alimentos, prejudicada	Capacidade para preparar alimentos, adequada
	Capacidade para preparar alimentos, melhorada
Capacidade para tomar banho, prejudicada	Capacidade para tomar banho, adequada
	Capacidade para tomar banho, melhorada
Capacidade para usar o vaso sanitário e higienizar-se, após eliminações, prejudicada	Capacidade para usar o vaso sanitário e higienizar-se, após eliminações, adequada
	Capacidade para usar o vaso sanitário e higienizar-se, após eliminações, melhorada
Capacidade para vestir-se, prejudicada	Capacidade para vestir-se, adequada
	Capacidade para vestir-se, melhorada
Capaz de arrumar-se (cuidar da aparência externa)	Capaz de arrumar-se (cuidar da aparência externa)
Capaz de executar a arrumação da casa	Capaz de executar a arrumação da casa
Capaz de executar a higiene	Capaz de executar a higiene
Capaz de executar a higiene oral (ou bucal)	Capaz de executar a higiene oral (ou bucal)
Capaz de executar o autocuidado	Capaz de executar o autocuidado

(continua)

Diagnósticos de enfermagem	Resultados de enfermagem esperados / alcançados
Capaz de executar o cuidado	Capaz de executar o cuidado
Capaz de fazer compras	Capaz de fazer compras
Capaz de manejar (controlar) as finanças	Capaz de manejar (controlar) as finanças
Capaz de preparar alimentos	Capaz de preparar alimentos
Capaz de tomar banho	Capaz de tomar banho
Capaz de usar o vaso sanitário e de higienizar-se, após eliminações	Capaz de usar o vaso sanitário e de higienizar-se, após eliminações
Capaz de vestir-se	Capacidade para vestir-se, adequada
Capaz de vestir-se e arrumar-se (cuidar da aparência externa)	Capaz de vestir-se e arrumar-se (cuidar da aparência externa)
Continuidade do cuidado, eficaz	Continuidade do cuidado, eficaz
Cuidador capaz de executar o cuidado	Cuidador capaz de executar o cuidado
Déficit de autocuidado	Déficit de autocuidado, ausente
	Capacidade para executar o autocuidado, adequada
Disposição para autocuidado, adequada	Autocuidado, adequado
	Disposição para autocuidado, adequada
	Disposição para autocuidado, mantida
Disposição para higiene pessoal, adequada	Disposição para higiene pessoal, adequada
	Disposição para higiene pessoal, mantida
	Higiene pessoal, adequada
Higiene (especificar local), inadequada	Higiene (especificar local), adequada
	Higiene (especificar local), melhorada
Higiene pessoal (local), adequada	Higiene pessoal (especificar local), adequada
Incapacidade para executar higiene pessoal (especificar local)	Capacidade para executar higiene pessoal (especificar local), eficaz
	Capacidade para executar higiene pessoal (especificar local), melhorada
Manutenção da casa, adequada	Manutenção da casa, adequada
Manutenção da casa, inadequada	Manutenção da casa, adequada
	Manutenção da casa, melhorada
Potencial para autocuidado, melhorado	Autocuidado, adequado
	Autocuidado, melhorado

(continua)

Diagnósticos de enfermagem	Resultados de enfermagem esperados / alcançados
Risco de capacidade para executar o cuidado, prejudicada	Capacidade para executar o cuidado, eficaz
	Risco de capacidade para executar o cuidado, ausente
Síndrome do déficit do autocuidado	Síndrome do déficit do autocuidado, ausente
	Síndrome do déficit do autocuidado, diminuída
Uso do vaso sanitário e higienização, por si próprio, após eliminações, prejudicados	Uso do vaso sanitário e higienização, por si próprio, após eliminações, adequados
	Uso do vaso sanitário e higienização, por si próprio, após eliminações, melhorados
	Capacidade para usar o vaso sanitário e higienizar-se, após eliminações, eficaz
Vestir-se e arrumar-se (cuidar da aparência externa), prejudicados	Vestir-se e arrumar-se (cuidar da aparência externa), adequados
	Vestir-se e arrumar-se (cuidar da aparência externa), melhorados
	Capacidade para vestir-se e arrumar-se (cuidar da aparência externa), eficaz

Utilize os espaços abaixo para incluir **diagnósticos e resultados de enfermagem** que você utiliza em sua prática e não constam na relação apresentada.

Intervenções de enfermagem

- Acompanhar a pessoa ao chuveiro
- Adequar procedimentos de higiene às condições financeiras da pessoa
- Afrouxar roupas
- Apoiar cuidador durante treinamento de uso do vaso sanitário e higienização após eliminações
- Auxiliar a arrumar-se (cuidar da aparência externa)
- Auxiliar a criança a usar o vaso sanitário e fazer higienização após evacuar e urinar
- Auxiliar a vestir-se
- Auxiliar na escovação dos dentes e no enxágue da boca, conforme a capacidade de autocuidado da pessoa
- Auxiliar na higiene
- Auxiliar na troca de roupas
- Auxiliar no autocuidado
- Auxiliar no banho
- Auxiliar no uso do vaso sanitário e na higienização após evacuar e urinar
- Auxiliar nos cuidados com a criança
- Auxiliar pessoa a desenvolver uma rotina de uso do sanitário
- Auxiliar pessoa a despir-se
- Auxiliar pessoa a ir ao banheiro
- Auxiliar pessoa a realizar higiene oral

- Avaliar autocuidado
- Avaliar condições de higiene da família no ambiente domiciliar
- Avaliar cuidados higiênicos e dietéticos prestados pela mãe/cuidador(a) à criança
- Avaliar o estado de higiene da criança
- Avaliar cuidados de higiene
- Banhar a pessoa
- Capacitar cuidador/família para realização dos cuidados
- Colocar material para banho ao alcance da pessoa
- Colocar pomada a cada troca de fralda
- Controlar infecção no ambiente
- Cortar cabelos da criança
- Cuidados com prótese dentária
- Cuidados orais (ou bucais)
- Cuidados perineais
- Dar banho no leito
- Dar banho no leito no domicílio
- Dar banho na pessoa
- Encorajar autocuidado
- Encorajar autocuidado do cuidador/família
- Encorajar banho antes da vinda para fazer curativo
- Encorajar bochechos
- Encorajar hábitos de higiene
- Encorajar higiene oral
- Encorajar higiene oral antes e depois das refeições
- Encorajar a pessoa/família para continuar executando a rotina de higiene quando retornar a casa
- Encorajar pessoa a inspecionar a pele durante o banho
- Encorajar pessoa a tomar banho
- Encorajar que outros familiares aprendam a cuidar da pessoa
- Encorajar realização da higiene corporal
- Ensinar técnica de escovação dos dentes
- Evitar irritantes externos, como desodorante e limpadores vaginais
- Facilitar a higiene íntima após o término das eliminações
- Fazer barba
- Fazer/auxiliar na lavagem de orelha
- Higienizar a pessoa
- Instalar dispositivo de incontinência
- Lavar o cabelo de escolares com pediculose na escola
- Lavar a pessoa
- Limpar a área da pele dos genitais quando necessário
- Observar noções de higiene da mãe/cuidador(a) da criança
- Obter dados sobre autocuidado
- Obter dados sobre autocuidado com a pele
- Obter dados sobre capacidade para executar o autocuidado
- Obter dados sobre capacidade para preparar alimentos
- Obter dados sobre condição oral (bucal)
- Obter dados sobre cuidados com prótese dentária
- Obter dados sobre padrão de higiene
- Obter dados sobre padrão de higiene oral (ou bucal)
- Obter dados sobre saneamento do domicílio
- Orientar a família quanto aos cuidados de higiene pessoal de um de seus membros
- Orientar a gestante quanto à higiene
- Orientar a higiene do recém-nascido
- Orientar a mãe/cuidador(a) sobre cuidados básicos ao recém-nascido: higiene
- Orientar cuidador sobre treinamento de uso do vaso sanitário e higienização após eliminações
- Orientar cuidados de higiene na região perineal
- Orientar família sobre padrão de higiene
- Orientar mãe/cuidador(a) quanto aos cuidados de higiene da criança
- Orientar mãe/cuidador(a) sobre cuidados de higiene do escolar
- Orientar pessoa a tomar banho antes da consulta
- Orientar pessoa diabética quanto aos cuidados higiênicos dos membros inferiores, especialmente dos pés
- Orientar sobre autocuidado
- Orientar sobre autocuidado com a pele
- Orientar sobre cuidados com prótese dentária
- Orientar sobre cuidados de higiene e cuidados gerais
- Orientar sobre cuidados orais (ou bucais)
- Orientar sobre cuidados perineais
- Orientar sobre higiene
- Orientar sobre higiene vaginal
- Orientar tratamento de escabiose
- Orientar tratamento de pediculose
- Preparar a pessoa com ferimento (limpeza, tricotomia) para avaliação médica
- Prestar cuidados de higiene pessoal no domicílio
- Promover autocuidado

- Promover conforto da pessoa através de medidas de higiene
- Promover higiene
- Promover higiene oral (ou bucal)
- Promover o banho por si próprio
- Promover uso do vaso sanitário e higienização, por si próprio, após eliminações
- Proporcionar higiene da pessoa
- Proporcionar horário adequado para o banho
- Providenciar equipamento auxiliar para o banho
- Realizar banho de aveia
- Realizar banho no leito
- Realizar cuidado oral antes das refeições
- Realizar higiene corporal no chuveiro
- Realizar higiene do coto/cicatriz umbilical
- Realizar higiene ocular
- Realizar higiene oral
- Realizar higiene perineal
- Realizar higiene perineal após cada evacuação
- Realizar massagens abdominais
- Realizar movimentos passivos
- Realizar tricotomia facial
- Realizar tricotomia pré-operatória
- Secar bem o membro inferior após higiene
- Trocar a roupa molhada
- Trocar absorvente perineal regularmente
- Trocar dispositivo de incontinência diariamente
- Trocar fraldas
- Vestir pessoa com roupas confortáveis
- Vestir pessoa

Utilize os espaços abaixo para incluir **intervenções** que você utiliza em sua prática e não constam na relação apresentada.

2.1.10 Necessidade de integridade física

É a necessidade do indivíduo de manter as características orgânicas de elasticidade, sensibilidade, vascularização, umidade e coloração do tecido epitelial, subcutâneo e mucoso, com o objetivo de proteger o corpo.

Coleta de dados

Características da pele (integridade, coloração, turgor, textura e umidade); condições das mamas; exposição ao calor; exposição a substâncias irritantes; exposição ao sol; fatores de risco de lesão por pressão (Escala de Braden); inflamação (especificar local); integridade de mucosas; integridade tecidual de lesões; presença de lesões/úlceras crônicas (especificar tipo e local); queimadura (especificar grau)

Diagnósticos de enfermagem	Resultados de enfermagem esperados / alcançados
Cicatrização de ferida, eficaz	Cicatrização de ferida, eficaz
Coloração da pele, alterada (especificar local)	Coloração da pele, melhorada
	Coloração da pele, normal
Contusão	Integridade tecidual, mantida
Escoriação (especificar local)	Integridade tecidual, melhorada
	Integridade tecidual, restabelecida
Escoriação da pele	Integridade tecidual, melhorada
	Integridade tecidual, restabelecida
Ferida cirúrgica	Ferida cirúrgica, limpa
Ferida cirúrgica, contaminada	Cicatrização de ferida cirúrgica, eficaz
	Ferida cirúrgica, limpa
	Infecção, ausente
Ferida cirúrgica, limpa	Cicatrização de ferida cirúrgica, eficaz
	Ferida cirúrgica, limpa
Ferida maligna	Cicatrização de ferida maligna, eficaz
	Ferida maligna, diminuída
Ferida por queimadura	Cicatrização de ferida por queimadura, eficaz
	Ferida por queimadura, diminuída
Ferida traumática	Cicatrização de ferida traumática, eficaz
	Ferida traumática, diminuída
Fissura mamilar	Cicatrização de fissura mamilar, eficaz
	Fissura mamilar, diminuída
Gengivite	Gengivite, melhorada
Infecção	Infecção, ausente
Infecção do trato urinário	Infecção do trato urinário, ausente
Inflamação	Inflamação, ausente
	Inflamação, diminuída
Inflamação na mama	Inflamação na mama, ausente
	Inflamação na mama, diminuída
	Processo patológico, ausente

(continua)

Diagnósticos de enfermagem	Resultados de enfermagem esperados / alcançados
Ingurgitamento mamário	Ingurgitamento mamário, ausente
	Ingurgitamento mamário, melhorado
Integridade da pele, alterada	Integridade da pele, melhorada
	Integridade da pele, restabelecida
Integridade tecidual, alterada	Integridade tecidual, melhorada
	Integridade tecidual, restabelecida
Integridade da pele, eficaz	Integridade da pele, eficaz
Integridade da pele, prejudicada	Integridade da pele, melhorada
	Integridade da pele, restabelecida
Integridade tecidual	Integridade tecidual, mantida
Integridade tecidual da membrana mucosa oral	Integridade tecidual da membrana mucosa oral, mantida
Integridade tecidual, prejudicada	Integridade tecidual, melhorada
	Integridade tecidual, restabelecida
Integridade tecidual corporal, prejudicada	Integridade tecidual corporal, melhorada
	Integridade tecidual corporal, restabelecida
Lesão hansênica tegumentar	Lesão hansênica tegumentar, com progressão
	Lesão hansênica tegumentar, com progressão interrompida
Lesão por pressão (especificar local e estágio)	Integridade tecidual, restabelecida
	Lesão por pressão, ausente
	Lesão por pressão, melhorada (especificar estágio)
Membrana mucosa oral (ou bucal), prejudicada	Membrana mucosa oral (ou bucal), melhorada
	Membrana mucosa oral (ou bucal), restabelecida
Mucosa oral, alterada	Integridade tecidual da membrana mucosa oral, melhorada
	Integridade tecidual da membrana mucosa oral, restabelecida
	Integridade tecidual da membrana mucosa oral, eficaz
Integridade tecidual da membrana mucosa vaginal, alterada	Integridade tecidual da membrana mucosa vaginal, melhorada
	Integridade tecidual da membrana mucosa vaginal, restabelecida
	Integridade tecidual da membrana mucosa vaginal, eficaz
Necrose (especificar local)	Integridade tecidual, melhorada
	Integridade tecidual, restabelecida
	Necrose, ausente

(continua)

Diagnósticos de enfermagem	Resultados de enfermagem esperados / alcançados
Pele seca	Hidratação da pele, adequada
	Hidratação da pele, melhorada
Queimadura (especificar local)	Integridade tecidual, melhorada
	Integridade tecidual, restabelecida
Recuperação cirúrgica, atrasada (ou lenta)	Recuperação cirúrgica, atrasada (ou lenta)
	Recuperação cirúrgica, oportuna
Recuperação cirúrgica, eficaz	Recuperação cirúrgica, eficaz
Recuperação física, atrasada (ou lenta)	Recuperação física, atrasada (ou lenta)
	Recuperação física, oportuna
Risco de acidente com animais domésticos	Risco de acidente com animais domésticos, ausente
	Risco de acidente com animais domésticos, diminuído
Risco de acidente com animais não domésticos	Risco de acidente com animais não domésticos, ausente
	Risco de acidente com animais não domésticos, diminuído
Risco de acidente com animais peçonhentos	Risco de acidente com animais peçonhentos, ausente
	Risco de acidente com animais peçonhentos, diminuído
Risco de complicações da estomia (ou estoma)	Complicação da estomia (ou estoma), ausente
	Risco de complicações da estomia (ou estoma), ausente
Risco de integridade da pele, alterada	Risco de integridade da pele, alterada, ausente
	Risco de integridade da pele, alterada, diminuído
Risco de integridade da pele, prejudicada	Integridade da pele, mantida
	Risco de integridade da pele, prejudicada, ausente
Risco de integridade tecidual, alterada	Risco de integridade tecidual, alterada, ausente
	Risco de integridade tecidual, alterada, diminuído
Risco de úlcera arterial	Risco de úlcera arterial, ausente
	Risco de úlcera arterial, diminuído
Risco de úlcera arteriovenosa	Risco de úlcera arteriovenosa, ausente
	Risco de úlcera arteriovenosa, diminuído
Risco de úlcera neuropática	Risco de úlcera neuropática, ausente
	Risco de úlcera neuropática, diminuído

(continua)

Diagnósticos de enfermagem	Resultados de enfermagem esperados / alcançados
Risco de úlcera de pé diabético	Risco de úlcera de pé diabético, ausente
	Risco de úlcera de pé diabético, diminuído
	Úlcera de pé diabético
Risco de lesão por pressão (especificar local)	Risco de lesão por pressão, ausente
	Risco de lesão por pressão, diminuído
Risco de úlcera venosa	Risco de úlcera venosa, ausente
	Risco de úlcera venosa, diminuído
Risco de trombose venosa profunda	Risco de trombose venosa profunda, ausente
	Trombose venosa profunda, ausente
Trombose venosa profunda, ausente	Trombose venosa profunda, ausente
Turgidez mamária	Turgidez mamária
	Turgidez mamária, diminuída
Úlcera arterial	Integridade tecidual, restabelecida
	Úlcera arterial, diminuída
Úlcera vasculogênica	Integridade tecidual, restabelecida
	Úlcera vasculogência, diminuída
Úlcera diabética	Integridade tecidual, restabelecida
	Úlcera diabética, diminuída
Úlcera neuropática	Integridade tecidual, restabelecida
	Úlcera neuropática, diminuída
Úlcera venosa	Integridade tecidual, restabelecida
	Úlcera venosa, ausente
	Úlcera venosa, diminuída

Utilize os espaços abaixo para incluir **diagnósticos e resultados de enfermagem** que você utiliza em sua prática e não constam na relação apresentada.

Intervenções de enfermagem

- Abrir abscesso
- Acompanhar a evolução da cicatrização de ferida cirúrgica
- Acompanhar a evolução da cicatrização do ferimento
- Acompanhar evolução de úlcera varicosa
- Acompanhar pessoa com tração, vítima de acidente, no domicílio
- Acompanhar pessoa na execução do curativo
- Aerar ostomias
- Aerar períneo
- Aerar região periumbilical
- Ajudar a puérpera com ingurgitamento mamário
- Ajudar a pessoa a ficar em posições confortáveis
- Ajudar a pessoa a lavar ferimento infectado
- Alternar diariamente olho ocluído
- Alternar local da passagem do tubo (sonda) gástrica
- Aplicar bota de ULNA em úlceras varicosas de grande extensão
- Aplicar calor local
- Aplicar curativo de ferida primário e secundário
- Aplicar gelo
- Aplicar unguento
- Auxiliar em curativo
- Auxiliar na realização de suturas
- Auxiliar a pessoa a usar calçado que facilite o andar e previna lesões
- Avaliar a evolução da cicatriz da vacina BCG
- Avaliar a evolução de cicatrização de feridas
- Avaliar a ferida a cada troca de curativo
- Avaliar a situação da ferida para curativo
- Avaliar abscesso de mama
- Avaliar aspecto da ferida operatória
- Avaliar capacidade física da criança
- Avaliar cicatriz cirúrgica
- Avaliar cicatrização da ferida
- Avaliar condições de ferimentos para cuidados
- Avaliar condições de ferimentos para vacinação
- Avaliar ferida em retorno de pessoa
- Avaliar ferida infectada
- Avaliar ferimento para tomada de decisão em relação ao curativo
- Avaliar ferimentos durante visita domiciliar
- Avaliar integridade da pele uma vez ao dia
- Avaliar mordedura de animais
- Avaliar mudança de decúbito feita por familiares
- Avaliar necessidade de desbridamento da ferida
- Avaliar ocorrência de problemas durante a realização do curativo – alergia à medicação, deiscência
- Avaliar odor do coto umbilical do recém-nascido
- Avaliar presença de mamilos hemorroidários
- Avaliar presença de parasita (miíase) na ferida
- Avaliar processo de cicatrização de feridas crônicas
- Avaliar resposta psicossocial à instrução sobre ferida
- Avaliar tipo de ferida (limpa ou contaminada)
- Avaliar turgor cutâneo
- Avaliar lesão por pressão
- Avaliar úlceras durante visita domiciliar
- Avaliar umidade das mucosas
- Banhar ferida
- Classificar a ferida cirúrgica
- Colaborar com equipe interprofissional nos cuidados com ferida
- Colocar camada de pomada no curativo
- Colocar coxins de proteção, faixas de segurança na pessoa
- Colocar dispositivo de incontinência urinária
- Colocar mecanismos de proteção no posicionamento cirúrgico da pessoa
- Colocar ou aplicar agente hemostático
- Colocar pé da pessoa de molho no formol
- Colocar travesseiros sob a pelve para alívio da pressão nos flancos
- Comunicar alteração na cor e temperatura das extremidades
- Comunicar aspecto da lesão
- Comunicar distensão abdominal
- Comunicar formação de hematoma
- Comunicar hiperemia periumbilical
- Comunicar secreção periumbilical
- Cuidados com a pele
- Cuidados com circuncisão
- Cuidados com estomia (ou estoma)
- Cuidados com ferida
- Cuidados com ferida aberta
- Cuidados com ferida cirúrgica
- Cuidados com ferida fechada
- Cuidados com ferida maligna
- Cuidados com ferida traumática

- Cuidados com fratura
- Cuidados com local de dispositivo invasivo
- Cuidados com os pés
- Cuidados com úlcera
- Cuidados com úlcera diabética
- Cuidados com lesão por pressão
- Cuidar da ferida
- Cuidar da pessoa com ferida infectada no domicílio
- Cuidar do sítio de inserção de dispositivos invasivos
- Decidir conduta medicamentosa em caso de curativo de acordo com a situação socioeconômica da pessoa
- Decidir sobre conduta necessária para a realização de curativo
- Deixar ferida aberta
- Delimitar tamanho do hematoma
- Desbridar ferida
- Desbridar queimadura
- Descrever as características da úlcera (tamanho, profundidade, estágio I-IV, localização, granulação, tecido desvitalizado, epitelização)
- Elevar cabeceira do leito acima de 45° na 5ª hora após punção femoral
- Elevar membro
- Elevar membros inferiores
- Encaminhar pessoa para desbridamento de ferida
- Encaminhar para atendimento médico na unidade pessoas com feridas infectadas
- Encaminhar para desbridamento no hospital
- Encaminhar para enfermeira(o) estomaterapeuta
- Encaminhar para fazer curativo em outra Unidade de Saúde
- Encaminhar para o hospital pessoa com lesão por objeto perfurocortante
- Encaminhar para podiatra (ou podologista)
- Encaminhar portador de hanseníase que apresenta sequelas não tratáveis com fisioterapia para hospital especializado
- Enfaixar área queimada
- Enfaixar mamas
- Entregar material esterilizado para curativo de lesão por pressão
- Esfregar ferida em água corrente, usando sabão
- Evitar abduzir membro superior por 24 horas
- Evitar complicações da ferida
- Evitar elevação do membro comprometido
- Evitar exposição ao sol da área delimitada para radioterapia
- Evitar exposição aos extremos de temperatura
- Evitar flexão do membro inferior puncionado em artéria/veia femoral no dia do procedimento
- Evitar flexão do membro superior puncionado em artéria por 4 horas
- Evitar garroteamento do membro afetado
- Evitar massagem sobre as saliências ósseas
- Evitar tricotomia em área delimitada para radioterapia
- Examinar a condição da pele, quando adequado
- Examinar a face de portadores de hanseníase
- Examinar as mamas na consulta de enfermagem
- Examinar episiorrafia da puérpera
- Examinar mamas da puérpera
- Fazer bandagem
- Fazer curativo de biópsias
- Fazer curativo de diabéticos
- Fazer curativo de ferida infectada
- Fazer curativo de ferida infectada, durante visita domiciliar
- Fazer curativo de feridas crônicas
- Fazer curativo de hálux (unha encravada)
- Fazer curativo de pessoa acamada, durante visita domiciliar
- Fazer curativo de pessoa queimada
- Fazer curativo de portadores de hanseníase
- Fazer curativo de lesão por pressão
- Fazer curativo do coto umbilical de recém-nascidos na puericultura com nitrato de prata
- Fazer curativo durante visita domiciliar
- Fazer curativo em abrigos para moradores de rua
- Fazer curativo em dias alternados
- Fazer curativo em escolares em situações de emergência
- Fazer curativo em feridas por arma de fogo
- Fazer curativo em lesão de mordedura
- Fazer curativo em pessoas no domicílio
- Fazer curativo em pessoas vítimas de facadas e tiros
- Fazer curativo em úlceras varicosas
- Fazer curativo em usuários vítimas de violência
- Fazer curativo simples de rotina em horários específicos
- Fazer curativo tipo bota de ulna
- Fazer curativo umbilical

- Fazer curativo usando soro fisiológico, material esterilizado e luvas
- Fazer curativo grande
- Fazer curativo pequeno
- Fazer desbridamento mecânico do ferimento quando necessário
- Fazer mudança de decúbito
- Fazer prescrição de neomicina tópica e permanganato de potássio para crianças com impetigo (poucas lesões)
- Fazer tratamento de verruga
- Fazer tricotomia antes de realizar o curativo
- Fazer tricotomia para facilitar visualização do ferimento
- Fornecer material para realização de curativo no domicílio
- Furar orelha
- Gerenciar dispositivo vasopneumático
- Gerenciar escoriação
- Gerenciar regime de cuidado com estomia (ou estoma)
- Hidratar a pele
- Identificar parte do corpo anormal antes do posicionamento para a cirurgia
- Implementar cuidados com crioterapia
- Implementar cuidados com mamilos fissurados
- Implementar protocolo assistencial de prevenção de lesão por pressão
- Implementar protocolo de cuidados para lesão por pressão
- Informar a situação do ferimento ao médico
- Inspecionar a pele em busca de pontos hiperemiados ou isquêmicos
- Inspecionar área corporal
- Inspecionar o coto umbilical do recém-nascido
- Inspecionar o couro cabeludo
- Inspecionar pessoa
- Lavar ferida com soro morno
- Lavar ferida com água e sabão
- Lavar ferida com permanganato de potássio
- Lavar ferida com soro fisiológico
- Lavar ferida infectada
- Limpar a área da pele dos genitais após eliminação urinária
- Limpar a ferida
- Limpar a pele em torno da úlcera com sabão suave e água
- Limpar secreção purulenta de ferida infectada
- Limpar/lavar o local do ferimento para sutura
- Manter colchão d'água
- Manter colchão de ar
- Manter colchão piramidal
- Manter cuidados com cistostomia
- Manter cuidados com nefrostomia
- Manter cuidados com placa de eletrocautério
- Manter cuidados com vesicostomia
- Manter curativo compressivo
- Manter curativo externo limpo e seco
- Manter curativo úmido
- Manter dreno da ferida
- Manter integridade da pele
- Manter membros inferiores protegidos
- Manter os lençóis limpos, secos e bem esticados;
- Manter pele limpa e seca
- Manter pele seca
- Monitorar a cor, a temperatura, o edema, a umidade e a aparência da pele circunvizinha
- Monitorar áreas ressecadas da pele
- Monitorar cicatrização de ferida
- Monitorar fontes de pressão e fricção
- Monitorar sinais e sintomas de infecção da úlcera
- Observar alterações na coloração da pele
- Observar cicatrização
- Observar coloração e temperatura da pele
- Observar condições de suturas
- Observar condições do períneo
- Observar cor da pele, atividade motora, retrações
- Observar e registrar o aparecimento de edema e hiperemia nas proeminências ósseas
- Observar sangramento de lesões
- Observar sinais flogísticos no coto umbilical do recém-nascido
- Obter dados de conhecimento sobre cicatrização de ferida
- Obter dados de conhecimento sobre cuidados com ferida
- Obter dados sobre estomia (ou estoma)
- Obter dados sobre ferida
- Obter dados sobre integridade da pele
- Obter dados sobre integridade da pele antes de cirurgia
- Obter dados sobre necrose
- Obter dados sobre pele periestomal
- Obter dados sobre pressão plantar

- Obter dados sobre resposta psicológica à estomia (ou estoma)
- Obter dados sobre risco de complicação na estomia (ou estoma)
- Obter dados sobre risco de úlcera de pé diabético
- Obter dados sobre risco de lesão por pressão
- Obter dados sobre sinais e sintomas de infecção
- Obter dados sobre úlcera de pé diabético
- Obter dados sobre lesão por pressão
- Oferecer apoio a áreas edemaciadas com coxins, quando necessário
- Oferecer hidratante para a pele
- Organizar prioridades para fazer os curativos
- Orientar a clientela a fazer curativo no domicílio sempre que possível
- Orientar a clientela sobre a retirada de pontos
- Orientar a clientela sobre curativo de feridas
- Orientar a clientela sobre limpeza de feridas
- Orientar a clientela sobre o autocuidado com o ferimento
- Orientar a família e a pessoa para o autocuidado em situações específicas: curativo, sondagem
- Orientar a família no domicílio sobre a realização do curativo
- Orientar a família sobre a necessidade de continuidade do acompanhamento do curativo
- Orientar a lavar a ferida para cicatrizar mais rápido
- Orientar a mãe/cuidador(a) sobre cuidados básicos ao recém-nascido: coto umbilical
- Orientar a mãe sobre cuidados com as mamas
- Orientar cuidados com mamas e mamilos conforme protocolo
- Orientar limpeza com água e sabão de ferida
- Orientar limpeza de ferida no domicílio
- Orientar mudança de decúbito
- Orientar o diabético a cortar a unha
- Orientar pessoa a lavar o ferimento com água e sabão
- Orientar pessoa para curativo domiciliar
- Orientar pessoa a lavar ferimento infectado com sabão virgem
- Orientar pessoa quanto à higiene do ferimento
- Orientar pessoa sobre condutas em relação a ferimentos
- Orientar pessoa sobre cuidados com curativo
- Orientar pessoa sobre cuidados com ferimentos
- Orientar pessoa a lavar a ferida várias vezes ao dia
- Orientar pessoa a lavar a ferida com água e sabão
- Orientar pessoa a não cobrir a ferida
- Orientar pessoa com abscesso
- Orientar pessoa sobre retirada de pontos
- Orientar sobre cicatrização da ferida
- Orientar sobre complicações da estomia (ou estoma)
- Orientar sobre complicações da pele periestomal
- Orientar sobre cuidados com estomia (ou estoma)
- Orientar sobre cuidados com ferida
- Orientar sobre cuidados com fratura
- Orientar sobre cuidados com os pés
- Orientar sobre cuidados com úlcera diabética
- Orientar sobre cuidados com lesão por pressão
- Orientar sobre prevenção de lesão por pressão
- Orientar sobre troca de cobertura de ferida (ou curativo)
- Orientar sobre uso de dispositivo de cobertura de ferida
- Orientar utilização de gelo em ferida nas primeiras 24 horas
- Orientar utilização de gelo ou calor na lesão
- Padronizar medicamentos usados em feridas
- Passar pasta d'água na pele
- Passar permanganato de potássio na pele
- Passar pomada bactericida em ferida
- Posicionar pessoa confortavelmente
- Posicionar pessoa
- Preparar a pele, antes de cirurgia
- Preparar local do ferimento para sutura
- Preparar material para sutura
- Preparar pele antes de cirurgia
- Prescrever medicação para criança com bicho de pé (*Tunga penetrans*)
- Preservar membro com fístula arteriovenosa (FAV)
- Prevenção de úlcera de pé diabético
- Prevenção de lesão por pressão
- Prevenir lesões durante transferência da pessoa da mesa cirúrgica para a maca
- Promover cura de ferida
- Promover cura de ferida de idosa
- Promover integridade da pele
- Promover uso de protetores de quadril (pelve)
- Proteger pele para evitar rompimento
- Proteger área de apoio e pressão por meio do uso de colchão caixa de ovo
- Proteger área demarcada com biofilme até tatuagem definitiva

- Proteger área próxima ao ostoma
- Proteger área próxima do local de drenagem
- Proteger as proeminências ósseas com filme transparente adesivo não estéril
- Proteger com coxins as proeminências ósseas
- Proteger ferida com gaze
- Proteger pessoa, antes de cirurgia
- Proteger pessoa, durante ato neurocirúrgico
- Proteger proeminências ósseas
- Prover (proporcionar, fornecer) acesso ao colchão para alívio da pressão
- Puncionar abscesso de mama
- Realizar curativo
- Realizar curativo de portador de hanseníase que apresenta lesões
- Realizar curativo no domicílio
- Realizar curativo umbilical durante consulta de puericultura
- Realizar manuseio mínimo da pessoa
- Realizar manuseio moderado
- Realizar mudança de decúbito
- Realizar ordenha manual das mamas
- Realizar palpação de mama
- Realizar rodízio na verificação de glicemia capilar
- Realizar rodízio nas aplicações subcutâneas
- Realizar rodízio para medicação
- Reforçar habilidades de familiares quanto à confecção de curativo
- Registrar aspecto da lesão
- Registrar dados de identificação do cliente e local do curativo
- Remover excesso de líquido degermante
- Remover grampo de ferida
- Remover sutura
- Resfriar o local do ferimento/queimadura com soro fisiológico ou água
- Retirar cateter central
- Retirar curativo
- Retirar dreno
- Retirar espinho
- Retirar pessoa do leito utilizando elevador de transferência
- Retirar parasita (miíase) de ferida
- Retirar pontos cirúrgicos
- Retirar pontos durante visita domiciliar
- Retirar sonda vesical
- Retirar tecidos necrosados para promover cicatrização rápida
- Salinizar acesso venoso periférico
- Sentar pessoa na cadeira
- Suspender uso de dreno de ferida
- Suturar ferida
- Suturar ferimento
- Tratar condição da pele
- Tratar ferida usando povidine, nitrato de prata, neomicina, açúcar e água oxigenada
- Trocar acesso venoso
- Trocar água do umidificador de incubadora
- Trocar atadura
- Trocar bolsa de colostomia
- Trocar bolsa de urostomia
- Trocar cadarço da traqueostomia após o banho
- Trocar cadarço do tubo orotraqueal após o banho
- Trocar cânula
- Trocar cateter nasal
- Trocar cobertura de ferida (ou curativo)
- Trocar coletor de urina com sistema aberto
- Trocar coletor de urina com sistema fechado
- Trocar coletor urinário diariamente
- Trocar conjunto de eletrodos
- Trocar curativo de hidrocoloide
- Trocar curativo quando adequado
- Trocar equipo da dieta e seringa de 20 mL
- Trocar equipo de bomba de infusão do antibiótico
- Trocar equipo de bureta de 150 mL
- Trocar equipo de bureta de 50 mL
- Trocar equipo de gotas da administração de água por sonda
- Trocar equipo de gotas de bomba de infusão da dieta
- Trocar equipo de gotas de bomba de infusão do soro
- Trocar equipo de gotas do antibiótico
- Trocar equipo de gotas do soro
- Trocar equipo de gotas fotossensível
- Trocar equipo de gotas fotossensível de bomba de infusão
- Trocar equipo de microgotas do soro
- Trocar equipo de PVC
- Trocar extensor de acesso venoso
- Trocar filtro do BIPAP

- Trocar fraldas de crianças que apresentam rigidez e atrofia muscular
- Trocar fraldas descartáveis quando necessário
- Trocar frasco e tubo extensor da sonda uma vez ao dia
- Trocar obturador da sonda vesical de demora
- Trocar óculos nasal
- Trocar proteção ocular
- Trocar seringa urológica
- Trocar tampa de acesso venoso
- Trocar traqueia do BIPAP
- Umedecer a úlcera para auxiliar a cicatrização
- Umidificar lábios com gaze úmida
- Umidificar narinas
- Umidificar tecido necrosado utilizando água e sabão
- Utilizar açúcar em ferimento
- Utilizar cama com quadro balcânico e triângulo
- Utilizar fralda descartável
- Utilizar leite de magnésia em ferimento
- Utilizar papaína em ferimento
- Verificar o local do ato cirúrgico
- Verificar tipo de lesão

Utilize os espaços abaixo para incluir **intervenções** que você utiliza em sua prática e não constam na relação apresentada.	

2.1.11 Necessidade de regulação: crescimento celular e desenvolvimento funcional

É a necessidade do indivíduo de que o organismo mantenha a multiplicação celular e o crescimento tecidual, assim como de receber a estimulação adequada, com o objetivo de crescer e desenvolver-se dentro dos padrões da normalidade.

Coleta de dados

Padrão de crescimento (especificar grupo etário); padrão de desenvolvimento (especificar grupo etário)

Diagnósticos de enfermagem	Resultados de enfermagem esperados / alcançados
Capaz de crescer ou melhorar, como esperado	Capacidade para crescer ou melhorar, como esperado
Comportamento infantil, desorganizado	Comportamento infantil, melhorado
	Comportamento infantil, organizado
Comportamento infantil, organizado	Comportamento infantil, organizado

(continua)

Diagnósticos de enfermagem	Resultados de enfermagem esperados / alcançados
Crescimento, atrasado (ou atraso de crescimento)	Crescimento, adequado
	Crescimento, melhorado
Crescimento, adequado	Crescimento, adequado
Crescimento, nos limites normais	Crescimento, adequado
	Crescimento, nos limites normais
Crescimento, retardado	Crescimento, adequado
	Crescimento, melhorado
Crescimento e desenvolvimento, adequado	Crescimento e desenvolvimento, adequado
Crescimento e desenvolvimento, inadequado	Crescimento e desenvolvimento, adequado
	Crescimento e desenvolvimento, melhorado
Crescimento fetal, adequado	Crescimento fetal, adequado
Crescimento fetal, inadequado	Crescimento fetal, adequado
	Crescimento fetal, melhorado
Dentição, adequada	Dentição, adequada
Dentição, prejudicada	Dentição, adequada
	Dentição, melhorada
Desenvolvimento do adolescente, prejudicado	Desenvolvimento do adolescente, adequado
	Desenvolvimento do adolescente, melhorado
Desenvolvimento do adulto idoso, eficaz	Desenvolvimento do adulto idoso, eficaz
Desenvolvimento do adulto idoso, prejudicado	Desenvolvimento do adulto idoso, adequado
	Desenvolvimento do adulto idoso, melhorado
Desenvolvimento do adulto, prejudicado	Desenvolvimento do adulto, adequado
	Desenvolvimento do adulto, melhorado
Desenvolvimento do bebê (ou lactente), prejudicado	Desenvolvimento do bebê (ou lactente), adequado
	Desenvolvimento do bebê (ou lactente), melhorado
Desenvolvimento do recém-nascido, prejudicado	Desenvolvimento do recém-nascido, adequado
	Desenvolvimento do recém-nascido, melhorado
Desenvolvimento fetal, eficaz	Desenvolvimento fetal, eficaz
Desenvolvimento fetal, prejudicado	Desenvolvimento fetal, adequado
	Desenvolvimento fetal, melhorado
Desenvolvimento humano, eficaz	Desenvolvimento humano, eficaz

(continua)

Diagnósticos de enfermagem	Resultados de enfermagem esperados / alcançados
Desenvolvimento humano, prejudicado	Desenvolvimento humano, adequado
	Desenvolvimento humano, melhorado
Desenvolvimento infantil, adequado	Desenvolvimento infantil, adequado
Desenvolvimento infantil, eficaz	Desenvolvimento infantil, eficaz
Desenvolvimento infantil, inadequado	Desenvolvimento infantil, adequado
	Desenvolvimento infantil, melhorado
Desenvolvimento infantil, prejudicado	Desenvolvimento infantil, adequado
	Desenvolvimento infantil, melhorado
Desenvolvimento psicomotor, adequado	Desenvolvimento psicomotor adequado
Desenvolvimento psicomotor, alterado	Desenvolvimento psicomotor, adequado
	Desenvolvimento psicomotor, melhorado
Insucesso em crescer ou melhorar, como esperado	Capacidade para crescer ou melhorar, como esperado
	Sucesso em crescer ou melhorar, como esperado
Problema de comportamento	Comportamento, adequado
	Problema de comportamento, controlado
Risco de comportamento infantil desorganizado	Comportamento infantil, organizado
	Risco de comportamento infantil desorganizado, ausente
	Risco de comportamento infantil desorganizado, diminuído
Risco de crescimento atrasado (ou de atraso de crescimento)	Crescimento, dentro do esperado
	Risco de crescimento atrasado (ou de atraso de crescimento), ausente
	Risco de crescimento atrasado (ou de atraso de crescimento), diminuído
Risco de crescimento desproporcional	Crescimento, dentro do esperado
	Risco de crescimento desproporcional, ausente
	Risco de crescimento desproporcional, diminuído
Risco de desenvolvimento de bebê (ou lactente), prejudicado	Desenvolvimento de bebê (ou lactente), dentro do esperado
	Risco de desenvolvimento de bebê (ou lactente) prejudicado, ausente
	Risco de desenvolvimento de bebê (ou lactente) prejudicado, diminuído

(continua)

Diagnósticos de enfermagem	Resultados de enfermagem esperados / alcançados
Risco de crescimento fetal, inadequado	Crescimento fetal, dentro do esperado
	Risco de crescimento fetal inadequado, ausente
	Risco de crescimento fetal inadequado, diminuído
Risco de crescimento, inadequado	Crescimento, dentro do esperado
	Risco de crescimento inadequado, ausente
	Risco de crescimento inadequado, diminuído
Risco de desenvolvimento fetal, prejudicado	Desenvolvimento fetal, dentro do esperado
	Risco de desenvolvimento fetal prejudicado, ausente
Risco de desenvolvimento infantil, prejudicado	Desenvolvimento infantil, dentro do esperado
	Risco de desenvolvimento infantil prejudicado, ausente
Risco de desenvolvimento infantil, inadequado	Desenvolvimento infantil, dentro do esperado
	Risco de desenvolvimento infantil inadequado, ausente
	Risco de desenvolvimento infantil inadequado, diminuído

Utilize os espaços abaixo para incluir **diagnósticos e resultados de enfermagem** que você utiliza em sua prática e não constam na relação apresentada.

Intervenções de enfermagem

- Acompanhar a evolução de dados da pessoa: peso
- Acompanhar aleitamento materno de crianças menores de 1 ano
- Acompanhar as condições de crescimento e desenvolvimento da criança
- Acompanhar crescimento e desenvolvimento de crianças menores de 1 ano
- Acompanhar crescimento e desenvolvimento de crianças no domicílio
- Acompanhar crescimento e desenvolvimento de recém-nascido de risco
- Acompanhar desenvolvimento do recém-nascido
- Acompanhar desenvolvimento e crescimento das crianças da comunidade
- Acompanhar o desenvolvimento gestacional
- Ajudar os pais a identificar as maneiras pelas quais eles podem auxiliar o desenvolvimento
- Anotar crescimento e desenvolvimento na caderneta, gráfico e pasta do prontuário familiar
- Anotar o peso da criança no prontuário
- Anotar o peso e altura no cartão da criança
- Armazenar o teste do pezinho na geladeira
- Calcular índice de massa corporal (IMC)
- Calcular percentual de crescimento
- Colaborar com serviço educacional
- Controlar o ambiente para evitar lesões na criança
- Cuidados com bebê (ou lactente)

- Elogiar os pais quando demonstrarem métodos adequados de interação com o filho
- Entrar em acordo para comportamento positivo
- Explicar aos pais que suas ações podem ajudar a promover o desenvolvimento da criança
- Facilitar aceitação do envelhecimento
- Fazer rastreamento (*screening*) de bebê (ou lactente) antes da alta
- Fazer rastreamento (*screening*) de desenvolvimento de bebê (ou lactente)
- Fazer rastreamento (*screening*) de desenvolvimento infantil
- Gerenciar comportamento agressivo
- Gerenciar comportamento negativo
- Massagear bebê (ou lactente)
- Medir (ou verificar) altura
- Medir (ou verificar) circunferência cefálica
- Medir (ou verificar) circunferência peitoral (ou torácica)
- Medir a criança durante a visita domiciliar
- Medir altura
- Medir altura de gestante no pré-natal
- Medir altura do fundo uterino e comparar com idade gestacional
- Medir as crianças
- Medir circunferência abdominal
- Medir circunferência do membro afetado
- Medir perímetro cefálico de crianças
- Medir recém-nascido
- Monitorar altura
- Monitorar peso
- Monitorar presença de edema nos tornozelos, mãos e rosto
- Observar involução uterina
- Obter dados sobre comportamento agressivo
- Obter dados sobre desempenho escolar
- Obter dados sobre desenvolvimento infantil
- Obter dados sobre medo de representar um fardo para os outros
- Orientar a interpretação de indícios comportamentais
- Orientar a participação dos pais em grupos de apoio
- Orientar família sobre desenvolvimento de bebê (ou lactente)
- Orientar massagem de bebê (ou lactente)
- Orientar sobre cuidados com bebê (ou lactente)
- Pesar a criança de risco a cada mês
- Pesar a criança despida
- Pesar a criança durante a visita domiciliar
- Pesar a criança normal a cada 2 meses
- Pesar a criança para acompanhar o crescimento e desenvolvimento
- Pesar as crianças
- Pesar bebês na puericultura
- Pesar hipertenso
- Pesar indivíduos adultos
- Pesar pessoa diabética
- Pesar pessoa idosa quando possível
- Pesar recém-nascido
- Promover desenvolvimento de bebê (ou lactente)
- Promover desenvolvimento infantil
- Promover estabelecimento de limites
- Prover (proporcionar, fornecer) serviço de promoção da saúde para desenvolvimento infantil
- Reforçar comportamento positivo
- Reforçar regime comportamental
- Verificar altura de gestantes
- Verificar medidas antropométricas
- Verificar percentual de crescimento
- Verificar perímetro cefálico, torácico e abdominal de crianças
- Verificar peso de gestante em pré-natal

Utilize os espaços abaixo para incluir **intervenções** que você utiliza em sua prática e não constam na relação apresentada.	

2.1.12 Necessidade de regulação vascular

É a necessidade do indivíduo de que sejam transportados e distribuídos, por meio do sangue, nutrientes vitais para os tecidos e removidas as substâncias desnecessárias, com o objetivo de manter a homeostase dos líquidos corporais e a sobrevivência do organismo.

Coleta de dados

Ausculta cardíaca; débito cardíaco; presença de edema (especificar grau +/++++) ou retenção de líquidos; fatores de risco de disfunção neurovascular periférica; perda sanguínea (especificar local e volume); perfusão tecidual; pressão arterial; ritmo cardíaco; sinais de choque (especificar tipo)

Diagnósticos de enfermagem	Resultados de enfermagem esperados / alcançados
Ascite	Acúmulo de líquido intraperitoneal, diminuído
	Ascite, ausente
	Ascite, diminuída
Bilirrubina sérica, nos limites normais	Nível de bilirrubina, eficaz
Bradicardia	Processo cardíaco, adequado
Choque anafilático	Choque anafilático, interrompido
	Processo do sistema circulatório, eficaz
Choque cardiogênico	Choque cardiogênico, interrompido
	Processo do sistema circulatório, eficaz
Choque hipovolêmico	Choque hipovolêmico, interrompido
	Processo do sistema circulatório, eficaz
Choque neurogênico	Choque neurogênico, interrompido
	Processo do sistema circulatório, eficaz
Choque séptico	Choque séptico, interrompido
	Processo do sistema circulatório, eficaz
Condição cardiovascular, eficaz	Condição cardiovascular, eficaz
Débito cardíaco, adequado	Débito cardíaco, adequado
Débito cardíaco, aumentado	Débito cardíaco, adequado
	Débito cardíaco, melhorado
Débito cardíaco, diminuído	Débito cardíaco, adequado
	Débito cardíaco, melhorado

(continua)

Diagnósticos de enfermagem	Resultados de enfermagem esperados / alcançados
Débito cardíaco, eficaz	Débito cardíaco, eficaz
Débito cardíaco, prejudicado	Débito cardíaco, eficaz
	Débito cardíaco, melhorado
	Débito cardíaco, adequado
Edema (especificar local)	Edema, ausente (especificar local)
	Edema, diminuído (especificar local)
Edema linfático	Edema linfático, ausente
	Edema linfático, melhorado
Edema periférico	Edema periférico, ausente
	Edema periférico, diminuído
	Edema periférico, ausente
Edema postural de membros inferiores	Edema postural de membros inferiores, ausente
	Edema postural de membros inferiores, diminuído
Edema transudativo	Edema transudativo, ausente
	Edema transudativo, diminuído
Epistaxe	Epistaxe, ausente
	Epistaxe, diminuída
Frequência cardíaca, nos limites normais	Frequência cardíaca, nos limites normais
Função cardíaca, eficaz	Função cardíaca, eficaz
Função cardíaca, prejudicada	Função cardíaca, eficaz
	Função cardíaca, melhorada
	Processo cardíaco, prejudicado
Função do sistema circulatório, eficaz	Função do sistema circulatório, eficaz
	Processo do sistema circulatório, positivo
Função neurovascular periférica, eficaz	Função neurovascular periférica, eficaz
	Processo neurovascular, positivo
Função neurovascular periférica, prejudicada	Função neurovascular periférica, eficaz
	Processo neurovascular, eficaz
Função vascular periférica, eficaz	Função vascular periférica, eficaz
	Processo vascular, positivo

(continua)

Diagnósticos de enfermagem	Resultados de enfermagem esperados / alcançados
Hiperbilirrubinemia	Hiperbilirrubinemia, ausente
	Hiperbilirrubinemia, diminuída
Hipotensão	Hipotensão, controlada
	Pressão arterial, normal
Perda sanguínea, leve (especificar via)	Perda sanguínea, ausente
	Perda sanguínea, controlada
Perda sanguínea, moderada (especificar via)	Perda sanguínea, ausente
	Perda sanguínea, leve
Perda sanguínea, severa (especificar via)	Perda sanguínea, ausente
	Perda sanguínea, leve
	Perda sanguínea, moderada
Perfusão da ferida, eficaz	Perfusão da ferida, eficaz
Perfusão tecidual, alterada	Perfusão tecidual, eficaz
	Perfusão tecidual, melhorada
Perfusão tecidual: cardiopulmonar, alterada	Perfusão tecidual: cardiopulmonar, eficaz
	Perfusão tecidual: cardiopulmonar, melhorada
Perfusão tecidual: cerebral, alterada	Perfusão tecidual: cerebral, eficaz
	Perfusão tecidual: cerebral, melhorada
Perfusão tecidual: gastrintestinal, alterada	Perfusão tecidual: gastrintestinal, eficaz
	Perfusão tecidual: gastrintestinal, melhorada
Perfusão tecidual: periférica, alterada	Perfusão tecidual: periférica, eficaz
	Perfusão tecidual: periférica, melhorada
Perfusão tecidual: renal, alterada	Perfusão tecidual: renal, eficaz
	Perfusão tecidual: renal, melhorada
Perfusão tecidual, eficaz	Perfusão tecidual, eficaz
Perfusão tecidual, ineficaz	Perfusão tecidual, eficaz
	Perfusão tecidual, melhorada
Perfusão tecidual periférica, prejudicada	Perfusão tecidual periférica, eficaz
	Perfusão tecidual periférica, melhorada
	Perfusão tecidual periférica, normal

(continua)

Diagnósticos de enfermagem	Resultados de enfermagem esperados / alcançados
Potencial para perfusão tecidual, melhorada	Perfusão tecidual, eficaz
	Perfusão tecidual, melhorada
	Potencial para perfusão tecidual, melhorada
Pressão arterial, alta, estágio 1	Pressão arterial, alta, controlada
Pressão arterial, alta, estágio 2	Pressão arterial, alta, controlada
Pressão arterial alta, estágio 3	Pressão arterial, alta, controlada
Pressão arterial, alterada	Pressão arterial, controlada
	Pressão arterial, nos limites normais
Pressão arterial, limítrofe	Pressão arterial, nos limites normais
Pressão arterial, nos limites normais	Pressão arterial, nos limites normais
Retenção de líquidos	Retenção de líquidos, ausente
	Retenção de líquidos, diminuída
Retorno venoso, ineficaz	Retorno venoso, eficaz
	Retorno venoso, melhorado
Risco de bradicardia	Processo cardíaco, adequado
	Risco de bradicardia, ausente
Risco de disfunção neurovascular periférica	Risco de disfunção neurovascular periférica, ausente
	Risco de disfunção neurovascular periférica, diminuído
Risco de função cardíaca, prejudicada	Processo cardíaco, adequado
	Risco de função cardíaca prejudicada, ausente
Risco de hemorragia	Processo vascular, eficaz
	Risco de hemorragia, ausente
Risco de perfusão tecidual: cardiopulmonar, alterada	Risco de perfusão tecidual: cardiopulmonar alterada, ausente
	Risco de perfusão tecidual: cardiopulmonar alterada, diminuído
Risco de perfussão tecidual: cerebral, alterada	Risco de perfusão tecidual alterada: cerebral, ausente
	Risco de perfusão tecidual alterada: cerebral, diminuído
Risco de perfusão tecidual: gastrintestinal, alterada	Risco de perfusão tecidual: gastrintestinal alterada, ausente
	Risco de perfusão tecidual: gastrintestinal alterada, diminuído

(continua)

Diagnósticos de enfermagem	Resultados de enfermagem esperados / alcançados
Risco de perfusão tecidual: periférica, alterada	Risco de perfusão tecidual: periférica alterada, ausente
	Risco de perfusão tecidual: periférica alterada, diminuído
Risco de perfusão tecidual: renal, alterada	Risco de perfusão tecidual: renal alterada, ausente
	Risco de perfusão tecidual: renal alterada, diminuído
Risco de perfusão tecidual, ineficaz	Perfusão tecidual ineficaz, ausente
	Risco de perfusão tecidual ineficaz, ausente
Risco de sangramento	Risco de sangramento, ausente
	Risco de sangramento, diminuído
Ritmo cardíaco, aumentado	Ritmo cardíaco, normal
	Ritmo cardíaco, melhorado
Ritmo cardíaco, diminuído	Ritmo cardíaco, normal
	Ritmo cardíaco, melhorado
Sangramento vaginal	Sangramento vaginal, ausente
	Sangramento vaginal, diminuído
Sangramento, ausente (especificar local)	Sangramento, ausente (especificar local)
Sistema cardiovascular, prejudicado	Função do sistema cardiovascular, eficaz
	Sistema cardiovascular, eficaz
Sistema circulatório, prejudicado	Sistema circulatório, eficaz
	Sistema circulatório, melhorado
Taquicardia	Processo cardíaco, adequado

Utilize os espaços abaixo para incluir **diagnósticos e resultados de enfermagem** que você utiliza em sua prática e não constam na relação apresentada.

Intervenções de enfermagem

- Acompanhar a evolução de dados da pessoa: pressão arterial
- Acompanhar hipertenso em domicílio
- Anotar sinais vitais em caderneta de quem faz controle de pressão arterial
- Auscultar a gestante
- Auscultar batimentos cardíacos fetais (BCF)
- Avaliar condição cardíaca após a cirurgia
- Avaliar condições circulatórias
- Avaliar dinâmica uterina
- Avaliar hipertensão (sinais e sintomas)
- Avaliar monitoramento cardíaco
- Avaliar movimentação fetal (MF)
- Avaliar perfusão tecidual antes da cirurgia
- Avaliar perfusão tecidual após cirurgia
- Avaliar perfusão tecidual periférica
- Avaliar presença de edema
- Avaliar presença de pulsos
- Avaliar pressão arterial de pessoa hipertensa
- Avaliar risco de perfusão capilar ineficaz
- Coletar amostra (ou espécime) de sangue
- Coletar amostra (ou espécime) de sangue arterial
- Coletar amostra (ou espécime) de sangue capilar
- Coletar amostra (ou espécime) de sangue venoso
- Coletar sangue para exames
- Coletar sangue para exames laboratoriais em domicílio
- Colocar pessoa, com pressão alta, sentada por 20 minutos
- Colocar pessoa hipertensa sentada por 15 minutos, quando chega ao serviço ambulatorial
- Comunicar alterações de pressão arterial
- Comunicar alterações na frequência cardíaca
- Comunicar alterações no ritmo cardíaco
- Comunicar arritmia cardíaca
- Comunicar condições circulatórias
- Comunicar resultado da glicemia capilar à enfermeira
- Comunicar sinais de hipoglicemia
- Comunicar sinais e sintomas de hipo/hiperglicemia
- Detectar alterações nos sinais vitais
- Elevar membros inferiores de pessoa com hipertensão
- Encaminhar hipertenso para unidade de saúde
- Executar punção venosa
- Fazer cauterização umbilical
- Fazer eletrocardiograma
- Gerenciar acesso venoso central (linha central)
- Gerenciar edema
- Gerenciar níveis sanguíneos
- Gerenciar regime de reabilitação cardíaca
- Gerenciar sangramento vaginal
- Hemoterapia
- Identificar condição cardíaca, antes de cirurgia
- Identificar estado cardíaco
- Identificar origem do sangramento
- Identificar perfusão tecidual, antes de cirurgia
- Identificar risco de hemorragia
- Implementar cuidados com tubo (sonda) de Blackemore (para hemorragia digestiva)
- Implementar cuidados na hipotensão
- Inserir dispositivo de acesso vascular
- Instalar procedimento de mensuração de pressão venosa central
- Instilar agente hemostático
- Interpretar resultado de gasometria arterial
- Investigar a pressão arterial usual da pessoa
- Levantar a cabeceira do leito de pessoa com hipertensão
- Manter acesso intravenoso (ou endovenoso)
- Manter terapia intravenosa (ou endovenosa)
- Medir (ou verificar) frequência cardíaca
- Medir (ou verificar) pressão arterial
- Medir (ou verificar) pulso radial
- Ministrar antibiótico
- Ministrar hemotransfusão
- Ministrar medicação
- Ministrar medicamento após interpretação do resultado da gasometria arterial
- Ministrar terapia de infusão de fluidos e eletrólitos
- Monitorar condição cardíaca
- Monitorar dispositivo mecânico de suporte cardíaco
- Monitorar frequência cardíaca fetal durante o trabalho de parto
- Monitorar frequência e intensidade das contrações uterinas
- Monitorar lóquios quanto às características de quantidade, cor e presença de coágulos
- Monitorar perfusão tecidual
- Monitorar pressão arterial
- Monitorar pressão arterial média (PAM)

- Monitorar pulso pedioso
- Monitorar sangramentos
- Monitorar sinais vitais
- Observar sinais de choque hipovolêmico
- Observar sinais de hemorragia
- Obter dados sobre condição cardíaca
- Obter dados sobre condição cardíaca, usando dispositivo de monitoração
- Obter dados sobre edema
- Obter dados sobre fluxo sanguíneo arterial, usando ultrassom
- Obter dados sobre marca-passo
- Obter dados sobre perfusão tecidual
- Obter dados sobre perfusão tecidual periférica
- Orientar a gestante quanto à alteração de pressão arterial
- Orientar família sobre hemoterapia
- Orientar importância da continuidade de tratamento da hipertensão
- Orientar medidas de prevenção do aumento da pressão arterial
- Orientar pessoa hipertensa quanto ao controle da pressão arterial
- Orientar pessoa para exame eletrocardiográfico
- Orientar sobre edema
- Orientar sobre marca-passo
- Orientar sobre medição (ou verificação) de pressão arterial
- Orientar sobre medição (ou verificação) de pulso radial
- Orientar sobre regime de reabilitação cardíaca
- Orientar sobre terapia anticoagulante
- Puncionar veia
- Realizar compressão digital sob o sítio de punção arterial/venosa por 15 minutos até obter hemostasia
- Registrar a pressão arterial
- Registrar sinais vitais
- Relatar presença de dispositivo cardíaco implantável
- Relatar resultado de gasometria arterial
- Suspender uso de terapia intravenosa (ou endovenosa)
- Terapia anticoagulante
- Verificar alteração em sinais vitais
- Verificar eficácia do balão intra-aórtico e/ou marca-passo
- Verificar frequência cardíaca até a segunda hora de vida
- Verificar parâmetros hemodinâmicos por meio do cateter de Swan Ganz
- Verificar presença de arritmias
- Verificar pressão arterial
- Verificar pressão arterial de cliente hipertenso
- Verificar pressão arterial de gestante
- Verificar pressão arterial de mulheres em uso de anticoncepcional oral
- Verificar pressão arterial de mulheres idosas que tomam medicação controlada
- Verificar pressão arterial de pessoa com acidente vascular encefálico no domicílio
- Verificar pressão arterial de pessoa diabético
- Verificar pressão arterial de pessoa hipertenso de 15 em 15 minutos
- Verificar pressão arterial de pessoa idoso
- Verificar pressão arterial de pessoa em crise hipertensiva
- Verificar pressão arterial durante visita domiciliar
- Verificar pressão arterial quando há troca de medicação
- Verificar pressão venosa central (PVC)
- Verificar pulso
- Verificar resultado de exame eletrocardiográfico
- Verificar sinais vitais

Utilize os espaços abaixo para incluir **intervenções** que você utiliza em sua prática e não constam na relação apresentada.

2.1.13 Necessidade de regulação térmica

É a necessidade do indivíduo de obter equilíbrio entre a produção e a perda de energia térmica, com o objetivo de manter uma temperatura corporal central (temperatura interna) entre 35,5 e 37,4°C.

Coleta de dados

Temperatura corporal

Diagnósticos de enfermagem	Resultados de enfermagem esperados / alcançados
Febre	Febre, diminuída
Febre, crônica	Febre crônica, controlada
Hipertermia	Hipertermia, ausente
	Temperatura corporal, nos limites normais
Hipotermia	Hipotermia, ausente
	Temperatura corporal, adequada
Risco de desequilíbrio na temperatura corporal	Risco de desequilíbrio na temperatura corporal, ausente
	Risco de desequilíbrio na temperatura corporal, diminuído
Risco de hipertermia	Hipertermia, ausente
	Risco de hipertermia, ausente
	Risco de hipertermia, diminuído
Risco de hipotermia	Hipotermia, ausente
	Risco de hipotermia, ausente
	Risco de hipotermia, diminuído
Risco de termorregulação, prejudicada	Termorregulação, eficaz
	Risco de termorregulação prejudicada, ausente
	Risco de termorregulação prejudicada, diminuído
Temperatura corporal, aumentada	Temperatura corporal, nos limites normais
	Temperatura corporal, melhorada
Temperatura corporal, diminuída	Temperatura corporal, nos limites normais
	Temperatura corporal, melhorada
Temperatura corporal, nos limites normais	Temperatura corporal, nos limites normais
Termorregulação, eficaz	Termorregulação, eficaz

(continua)

Diagnósticos de enfermagem	Resultados de enfermagem esperados / alcançados
Termorregulação, ineficaz	Termorregulação, eficaz
	Termorregulação, melhorada
Termorregulação, prejudicada	Temperatura corporal, nos limites normais
	Termorregulação, eficaz
	Termorregulação, melhorada

Utilize os espaços abaixo para incluir **diagnósticos e resultados de enfermagem** que você utiliza em sua prática e não constam na relação apresentada.

Intervenções de enfermagem

- Anotar temperatura verificada
- Aplicar compressa de álcool com água em crianças com temperatura elevada
- Aplicar compressas em caso de hipertermia
- Aquecer membros inferiores com algodão laminado
- Aquecer o recém-nascido
- Aquecer pessoa com manta térmica ou cobertores
- Avaliar resposta de termorregulação
- Avaliar risco de hipotermia
- Colocar a criança debaixo do chuveiro ou em imersão, com água em temperatura controlada
- Encaminhar crianças com febre para o pediatra
- Encaminhar crianças com febre para serviço de puericultura
- Estabelecer prioridades de atendimento para crianças com febre e vômito
- Fazer curva térmica
- Gerenciar febre
- Implementar cuidados com berço aquecido
- Implementar medidas para hipertermia, conforme protocolo
- Manter em berço aquecido
- Manter em incubadora
- Manter pessoa aquecida
- Medicar criança com temperatura acima de 38°C, conforme protocolo
- Medicar para febre
- Medir (ou verificar) temperatura corporal
- Monitorar sinais vitais
- Monitorar temperatura corporal
- Observar sinais de hipotermia
- Obter dados sobre risco de hipertermia
- Obter dados sobre risco de hipotermia
- Obter dados sobre termorregulação
- Orientar família sobre termorregulação
- Orientar mãe/cuidador(a) a procurar o serviço de saúde em caso de criança com febre
- Orientar mãe/cuidador(a) de criança com febre alta a procurar serviço de emergência
- Orientar mãe/cuidador(a) de criança com febre e história de pneumonia em relação a cuidados domiciliares
- Orientar mãe/cuidador(a) de criança para controlar febre

- Orientar mães/cuidadores para situações especiais como febre
- Orientar sobre manejo (controle) da febre
- Orientar sobre medição (ou verificação) de temperatura corporal
- Perguntar à mãe/cuidador(a) que medicação a criança costuma tomar para hipertermia
- Perguntar à mãe/cuidador(a) se a criança tomou alguma medicação para hipertermia
- Priorizar atendimento de criança com temperatura alta
- Promover termorregulação positiva
- Realizar banho se a temperatura axilar for > 37,4°C
- Registrar temperatura
- Usar manta térmica
- Verificar temperatura axilar até a segunda hora de vida
- Verificar temperatura corporal
- Verificar temperatura do berço aquecido
- Verificar temperatura dos líquidos administrados
- Vestir neonato após avaliação
- Vigiar temperatura e sinais de resfriamento

Utilize os espaços abaixo para incluir **intervenções** que você utiliza em sua prática e não constam na relação apresentada.

2.1.14 Necessidade de regulação neurológica

É a necessidade do indivíduo de preservar ou restabelecer o funcionamento do sistema nervoso, com o objetivo de controlar e coordenar as funções e atividades do corpo e alguns aspectos do comportamento.

Coleta de dados

Atividade psicomotora; capacidade intracraniana (cefaleia, condição das pupilas); coordenação e equilíbrio; função cognitiva; função motora (tônus e força muscular)

Diagnósticos de enfermagem	Resultados de enfermagem esperados/alcançados
Agitação	Agitação, ausente
	Agitação, diminuída
Apraxia	Apraxia, ausente
	Apraxia, diminuída
Atividade mental: afeto, alterada	Atividade mental: afeto, adequada
	Atividade mental: afeto, melhorada

(continua)

Diagnósticos de enfermagem	Resultados de enfermagem esperados/alcançados
Atividade mental: atenção, alterada	Atividade mental: atenção, adequada
	Atividade mental: atenção, melhorada
Atividade mental: compreensão, alterada	Atividade mental: compreensão, adequada
	Atividade mental: compreensão, melhorada
Atividade mental: conteúdo do pensamento, alterada	Atividade mental: conteúdo do pensamento, adequada
	Atividade mental: conteúdo do pensamento, melhorada
Atividade mental: discernimento, alterada	Atividade mental: discernimento, adequada
	Atividade mental: discernimento, melhorada
Atividade mental: funções cognitivas superiores, alterada	Atividade mental: funções cognitivas superiores, adequada
	Atividade mental: funções cognitivas superiores, melhorada
Atividade mental: humor, alterada	Atividade mental: humor, adequada
	Atividade mental: humor, melhorada
Atividade mental: linguagem, alterada	Atividade mental: linguagem, adequada
	Atividade mental: linguagem, melhorada
Atividade mental: memória, alterada	Atividade mental: memória, adequada
	Atividade mental: memória, melhorada
Atividade mental: nível de consciência, alterada	Atividade mental: nível de consciência, adequada
	Atividade mental: nível de consciência, melhorada
Atividade mental: orientação, alterada (especificar: tempo, espaço, si mesmo, outrem)	Atividade mental: orientação, adequada
	Atividade mental: orientação, melhorada
Atividade mental: percepção sensorial, alterada	Atividade mental: percepção sensorial, adequada
	Atividade mental: percepção sensorial, melhorada
Atividade mental: processos do pensamento, alterada	Atividade mental: processos do pensamento, adequada
	Atividade mental: processos do pensamento, melhorada
Atividade psicomotora, alterada	Atividade psicomotora, adequada
	Atividade psicomotora, melhorada
Capacidade adaptativa intracraniana, diminuída	Capacidade adaptativa intracraniana, melhorada
	Capacidade adaptativa intracraniana, normal
Capacidade adaptativa intracraniana, eficaz	Capacidade adaptativa intracraniana, eficaz
Capacidade para executar função motora fina, eficaz	Capacidade para executar função motora fina, eficaz

(continua)

Diagnósticos de enfermagem	Resultados de enfermagem esperados/alcançados
Cognição, nos limites normais	Cognição, nos limites normais
Cognição, prejudicada	Cognição, melhorada
	Cognição, nos limites normais
Condição neurológica, eficaz	Condição neurológica, eficaz
Confusão	Confusão, ausente
	Confusão, diminuída
Confusão, aguda	Confusão aguda, ausente
	Confusão aguda, diminuída
Confusão, ausente	Confusão, ausente
Confusão, crônica	Confusão crônica, ausente
	Confusão crônica, diminuída
Confusão, diminuída	Confusão, ausente
	Confusão, diminuída
Convulsão	Convulsão, ausente
Coordenação motora, adequada	Coordenação motora, adequada
Coordenação motora, alterada	Coordenação motora, adequada
	Coordenação motora, melhorada
Déficit de memória	Déficit de memória, ausente
	Déficit de memória, melhorado
Destreza manual, ineficaz	Destreza manual, eficaz
	Destreza manual, melhorada
Disreflexia autonômica	Disreflexia autonômica, ausente
	Disreflexia autonômica, controlada
	Resposta a estímulos nocivos, controlada
Equilíbrio, prejudicado	Equilíbrio, melhorado
	Equilíbrio, normal
Fuga (da realidade), ausente	Fuga (da realidade), ausente
Função motora fina, prejudicada	Função motora fina, eficaz
	Função motora fina, melhorada
Função do sistema nervoso, eficaz	Função do sistema nervoso, eficaz
	Processo do sistema nervoso, eficaz

(continua)

Diagnósticos de enfermagem	Resultados de enfermagem esperados/alcançados
Função do sistema nervoso, prejudicada	Função do sistema nervoso, eficaz
	Função do sistema nervoso, melhorada
	Processo do sistema nervoso, eficaz
Memória, eficaz	Memória, eficaz
Memória, prejudicada	Memória, eficaz
	Memória, melhorada
Paralisia (especificar local)	Paralisia, ausente
	Paralisia, diminuída
Risco de confusão	Confusão, ausente
	Risco de confusão, ausente
	Risco de confusão, diminuído
Risco de confusão aguda	Confusão aguda, ausente
	Risco de confusão aguda, ausente
	Risco de confusão aguda, diminuído
Risco de delírio	Delírio, ausente
	Risco de delírio, ausente
	Risco de delírio, diminuído
Risco de disreflexia autonômica	Disreflexia autonômica, ausente
	Risco de disreflexia autonômica, ausente
	Risco de disreflexia autonômica, diminuído
Risco de função do sistema nervoso, prejudicada	Função do sistema nervoso, eficaz
	Risco de função do sistema nervoso prejudicada, ausente
	Risco de função do sistema nervoso prejudicada, diminuído
Risco de função neurovascular periférica, prejudicada	Função neurovascular periférica, eficaz
	Risco de função neurovascular periférica prejudicada, ausente
	Risco de função neurovascular periférica prejudicada, diminuído
Sedação, ausente	Sedação, ausente
Sedação	Sedação, ausente
	Sedação, diminuída

(continua)

Diagnósticos de enfermagem	Resultados de enfermagem esperados/alcançados
Tremor	Tremor, ausente
	Tremor, diminuído

Utilize os espaços abaixo para incluir **diagnósticos e resultados de enfermagem** que você utiliza em sua prática e não constam na relação apresentada.

Intervenções de enfermagem

- Acompanhar desenvolvimento neuropsicomotor
- Administrar medicação anti-hipertensiva, conforme prescrição médica
- Aliviar pontos de pressão na pele
- Avaliar a eliminação urinária e intestinal da pessoa
- Avaliar alterações do nível de consciência
- Avaliar capacidade mental da criança
- Avaliar estado neurológico anterior à cirurgia
- Avaliar estado neurológico após a cirurgia
- Avaliar o nível de consciência
- Avaliar pessoa e cuidador familiar no cuidado e manejo e prevenção da disreflexia autonômica
- Comunicar alteração de conduta e ou afeto
- Comunicar alteração do nível da consciência
- Comunicar queixas de alterações visuais
- Cuidados com eletroconvulsoterapia
- Elevar a cabeceira da cama em ângulo de 45 a 90º, ou sentar a pessoa
- Encorajar a família a trazer de casa objetos conhecidos da pessoa
- Ensinar pessoa, cuidador e/ou familiar a cuidar da pele ou lesão de pele
- Ensinar pessoa, cuidador e/ou familiar a identificar os estímulos nocivos capazes de precipitar a disreflexia autonômica
- Ensinar pessoa, cuidador e/ou familiar a identificar os sinais e sintomas e as medidas de prevenção e controle da disreflexia autonômica
- Estimular a memória, repetindo o último pensamento que a pessoa expressou
- Evitar frustrar a pessoa com perguntas que ela não possa responder
- Explicar as tarefas de forma simples
- Extrair manualmente as fezes da pessoa, para eliminar a distensão retal
- Fazer a mudança de decúbito
- Identificar o estímulo que precipitou a disreflexia autonômica
- Identificar os estímulos nocivos capazes de precipitar a disreflexia autonômica
- Implementar regime de manejo (controle) da convulsão
- Informar a pessoa sobre pessoas, tempo e local, na medida das necessidades
- Iniciar o plano de cuidados para a pele
- Iniciar o programa de reeducação vesical e intestinal
- Investigar presença de fatores causadores e contribuintes de confusão mental
- Manter a pessoa orientada no tempo e no espaço (proporcionar relógio, calendário, espelho, etc.)
- Manter padrão de cuidados empático

- Manter um membro da equipe junto ao leito
- Minimizar os estímulos nocivos capazes de precipitar a disreflexia autonômica
- Monitorar condição neurológica
- Monitorar mudanças no nível de consciência da pessoa;
- Monitorar os sinais e sintomas da disreflexia autonômica
- Monitorar os sinais vitais e o estado físico da pessoa
- Monitorar pressão intracraniana (PIC)
- Observar estado mental da pessoa
- Observar sinais de impregnação
- Observar sinais de sedação, lentificação
- Obter dados sobre cognição
- Obter dados sobre condição neurológica
- Obter dados sobre condição neurológica, antes de cirurgia
- Obter dados sobre consciência (cognição)
- Obter dados sobre função motora fina
- Obter dados sobre função neurovascular
- Obter dados sobre função neurovascular periférica
- Obter dados sobre memória
- Obter dados sobre risco de disreflexia autonômica
- Orientar técnica de treinamento da memória
- Planejar atividades lúdicas que promovam a memória
- Promover a utilização de dispositivo de memória
- Promover recuperação mental/psicológica
- Promover uso de técnica de memória
- Proporcionar alimentos que possam ser comidos com as mãos
- Prover (proporcionar, fornecer) dispositivo de memória
- Prover (proporcionar, fornecer) dispositivo de neuroestimulação de superfície
- Realizar exercícios que promovam a coordenação motora
- Registrar melhora do quadro de agitação
- Retirar o estímulo causador da disreflexia autonômica
- Retirar o vestuário, meias elásticas ou dispositivos apertados
- Terapia de reminiscência

Utilize os espaços abaixo para incluir **intervenções** que você utiliza em sua prática e não constam na relação apresentada.

2.1.15 Necessidade de regulação hormonal

É a necessidade do indivíduo de preservar ou restabelecer a liberação e a ação de substâncias ou fatores que atuam na coordenação de atividades/funções específicas do corpo.

Coleta de dados

Fluxo menstrual; involução uterina; lactação; nível de glicose sanguínea

Diagnósticos de enfermagem	Resultados de enfermagem esperados/alcançados
Condição endócrina, eficaz	Condição endócrina, eficaz
Descarga (ou fluxo) vaginal, excessiva	Descarga (ou fluxo) vaginal, estabilizada
	Descarga (ou fluxo) vaginal, nos limites normais

(continua)

Diagnósticos de enfermagem	Resultados de enfermagem esperados/alcançados
Fluxo menstrual, aumentado	Fluxo menstrual, diminuído
	Fluxo menstrual, nos limites normais
Função do sistema endócrino, eficaz	Função do sistema endócrino, eficaz
	Processo do sistema endócrino, eficaz
Função do sistema endócrino, prejudicada	Função do sistema endócrino, eficaz
	Função do sistema endócrino, melhorada
	Processo do sistema endócrino, eficaz
Glicemia, instável	Glicemia, estável
Hiperglicemia	Glicemia, estável
	Hiperglicemia, ausente
Hipoglicemia	Glicemia, estável
	Hipoglicemia, ausente
	Hipoglicemia, controlada
Involução uterina, retardada	Involução uterina, melhorada
	Involução uterina, normal
Lactação, diminuída	Lactação, aumentada
	Lactação, em quantidade esperada
Lactação, retardada	Lactação, oportuna
	Lactação, presente
Nível de glicose sanguínea, nos limites normais	Nível de glicose sanguínea, nos limites normais
Problema de lactação	Lactação, eficaz
	Problema de lactação, diminuído
Risco de glicemia instável	Risco de glicemia instável, ausente
	Risco de glicemia instável, diminuído

Utilize os espaços abaixo para incluir **diagnósticos e resultados de enfermagem** que você utiliza em sua prática e não constam na relação apresentada.

Intervenções de enfermagem

- Aplicar compressas mornas nas mamas 15 minutos antes da amamentação
- Avaliar condição endócrina
- Avaliar quantidade e duração do fluxo menstrual
- Colocar bebê junto ao seio materno para estimular produção de ocitocina
- Encorajar a adesão ao regime dietético e de exercícios físicos
- Encorajar a ingestão oral de líquidos
- Encorajar o automonitoramento dos níveis de glicose no sangue
- Fazer massagem no fundo uterino
- Gerenciar glicose sanguínea
- Gerenciar hiperglicemia
- Gerenciar hipoglicemia
- Identificar a possível causa da glicemia instável
- Identificar condição endócrina, antes de cirurgia
- Implementar cuidados para inibir lactação
- Informar a mulher sobre o estado clínico e ações adotadas
- Informar os familiares sobre o estado clínico da mulher e ações adotadas
- Investigar data da última menstruação
- Manter acesso venoso, quando adequado
- Massagear fundo de útero
- Medir (ou verificar) glicose sanguínea
- Monitorar glicose sanguínea
- Monitorar involução uterina pós-parto
- Monitorar nível de bilirrubina
- Orientar observação do fluxo menstrual (características e quantidade)
- Orientar realização de exame preventivo, após cessação do fluxo
- Orientar sobre a importância do monitoramento de glicose
- Orientar sobre sinais e sintomas de hipoglicemia e hiperglicemia
- Planejar, junto com a mãe/cuidador(a), acompanhamento de apoio
- Verificar glicemia capilar

Utilize os espaços abaixo para incluir **intervenções** que você utiliza em sua prática e não constam na relação apresentada.

2.1.16 Necessidade de sensopercepção

É a necessidade do indivíduo de perceber e interpretar os estímulos sensoriais, com o objetivo de interagir com os outros e com o ambiente.

Coleta de dados

Condição cinestésica; condição da audição; condição do paladar; condição da visão; condição do olfato; condição do tato; desconforto (especificar); dor (especificar local e intensidade); fatores de risco de disreflexia autonômica; nível de consciência; orientação no espaço; orientação no tempo; trabalho de parto (especificar estágio)

Diagnósticos de enfermagem	Resultados de enfermagem esperados/alcançados
Acuidade auditiva, adequada	Acuidade auditiva, adequada
	Acuidade auditiva, preservada
Acuidade auditiva, diminuída	Acuidade auditiva, adequada
	Acuidade auditiva, melhorada
Acuidade visual, adequada	Acuidade visual, adequada
	Acuidade visual, preservada
Acuidade visual, diminuída	Acuidade visual, adequada
	Acuidade visual, melhorada
Alerta (acordado, atento, vigilante)	Alerta (acordado, atento, vigilante)
	Atenção (vigilância), eficaz
Alodinia	Alodinia, ausente
	Alodinia, diminuída
Alucinação (especificar: auditiva, cinestésica, gustativa, olfativa, tátil, visual)	Alucinação, ausente
Audição, prejudicada	Capacidade para ouvir, preservada
	Audição, eficaz
	Audição, melhorada
Autoconsciência (ou autocognição)	Autoconsciência (ou autocognição), eficaz
Capacidade sensorial-perceptiva: auditiva, alterada	Capacidade sensorial-perceptiva: auditiva, adequada
	Capacidade sensorial-perceptiva: auditiva, melhorada
Capacidade sensorial-perceptiva: cinestésica, alterada	Capacidade sensorial-perceptiva: cinestésica, adequada
	Capacidade sensorial-perceptiva: cinestésica, melhorada
Capacidade sensorial-perceptiva: gustativa, alterada	Capacidade sensorial-perceptiva: gustativa, adequada
	Capacidade sensorial-perceptiva: gustativa, melhorada
Capacidade sensorial-perceptiva: olfativa, alterada	Capacidade sensorial-perceptiva: olfativa, adequada
	Capacidade sensorial-perceptiva: olfativa, melhorada
Capacidade sensorial-perceptiva: tátil, alterada	Capacidade sensorial-perceptiva: tátil, adequada
	Capacidade sensorial-perceptiva: tátil, melhorada
Capacidade sensorial-perceptiva: visual, alterada	Capacidade sensorial-perceptiva: visual, adequada
	Capacidade sensorial-perceptiva: visual, melhorada

(continua)

Diagnósticos de enfermagem	Resultados de enfermagem esperados/alcançados
Cinestesia, eficaz	Cinestesia, eficaz
	Percepção, positiva
Cinestesia, prejudicada	Cinestesia, eficaz
	Cinestesia, melhorada
Cólica intestinal	Cólica intestinal, ausente
	Cólica intestinal, diminuída
Cólica renal	Cólica renal, ausente
	Cólica renal, diminuída
Conforto, adequado	Conforto, adequado
Consciência (ou cognição) dos sintomas	Autoconsciência (ou autocognição), preservada
	Consciência (ou cognição) dos sintomas, eficaz
Contração uterina: gestacional, disfuncional	Contração uterina: gestacional, funcional
Contração uterina: trabalho de parto, disfuncional	Contração uterina: trabalho de parto, funcional
Contração uterina, alterada	Contração uterina, eficaz
	Contração uterina, nos limites normais
Contração uterina, nos limites normais	Contração uterina, nos limites normais
Contração uterina, fisiológica: gestacional	Contração uterina, fisiológica: gestacional
Contração uterina, fisiológica: trabalho de parto	Contração uterina, fisiológica: trabalho de parto
Controle da dor, eficaz	Controle da dor, eficaz
Controle da dor, inadequado	Controle da dor, adequado
	Controle da dor, eficaz
Déficit sensorial	Capacidade sensorial, preservada
	Déficit sensorial, melhorado
Delírio	Delírio, ausente
Desconforto (especificar intensidade e local)	Conforto, preservado
	Desconforto, ausente
	Desconforto, diminuído
Desorientação	Orientação, preservada
	Desorientação, diminuída
Dificuldade de enfrentamento da dor	Dificuldade de enfrentamento da dor, diminuída
	Enfrentamento da dor, eficaz

(continua)

Diagnósticos de enfermagem	Resultados de enfermagem esperados/alcançados
Dismenorreia	Dismenorreia, ausente
	Dismenorreia, diminuída
Distorção no pensamento	Distorção no pensamento, ausente
	Distorção no pensamento, diminuída
	Processo de pensamento, eficaz
Dor (especificar local e intensidade)	Dor, ausente
	Dor, diminuída
Dor artrítica	Dor artrítica, controlada
	Dor artrítica, diminuída
Dor à micção (disúria)	Dor à micção (disúria), ausente
	Dor à micção (disúria), diminuída
Dor à relação sexual (dispareunia)	Dor à relação sexual (dispareunia), ausente
	Dor à relação sexual (dispareunia), diminuída
Dor aguda	Dor aguda, ausente
	Dor aguda, diminuída
Dor crônica	Dor crônica, ausente
	Dor crônica, diminuída
Dor cutânea	Dor cutânea, ausente
	Dor cutânea, diminuída
Dor de falso trabalho de parto	Dor de falso trabalho de parto, ausente
Dor de trabalho de parto	Dor de trabalho de parto, eficaz
Dor fantasma	Dor fantasma, ausente
Dor isquêmica	Dor isquêmica, ausente
	Dor isquêmica, diminuída
Dor muscular	Dor muscular ausente
	Dor muscular, diminuída
Dor musculoesquelética	Dor musculoesquelética, ausente
	Dor musculoesquelética, diminuída
Dor nas mamas (mastalgia)	Dor nas mamas (mastalgia), ausente
	Dor nas mamas (mastalgia), diminuída

(continua)

Diagnósticos de enfermagem	Resultados de enfermagem esperados/alcançados
Dor neurogênica	Dor neurogênica, ausente
	Dor neurogênica, diminuída
Dor oncológica	Dor oncológica, ausente
	Dor oncológica, diminuída
Dor óssea	Dor óssea, ausente
	Dor óssea, diminuída
Dor por fratura	Dor por fratura, ausente
	Dor por fratura, diminuída
Dor torácica	Dor torácica, ausente
	Dor torácica, diminuída
Dor vascular	Dor vascular, ausente
	Dor vascular, diminuída
Dor visceral	Dor visceral, ausente
	Dor visceral, diminuída
Enxaqueca	Enxaqueca, ausente
	Enxaqueca, controlada
Estado de alerta, prejudicado	Estado de alerta, adequado
	Estado de alerta, melhorado
Falta de autoconsciência (ou autocognição)	Autoconsciência (ou autocognição), preservada
Falta de consciência (ou cognição) de sintomas	Autoconsciência (ou autocognição), preservada
	Consciência (ou cognição) de sintomas, eficaz
Falta de controle do sintoma	Consciência (ou cognição) de sintomas, eficaz
	Controle do sintoma, eficaz
Hiperalgesia	Hiperalgesia, ausente
	Hiperalgesia, diminuída
Ilusão	Ilusão, ausente
Náusea	Náusea, ausente
	Náusea, diminuída
Negligência unilateral	Negligência unilateral, ausente
	Negligência unilateral, diminuída
	Percepção de parte do corpo, melhorada

(continua)

Diagnósticos de enfermagem	Resultados de enfermagem esperados/alcançados
Nível de consciência, diminuído	Nível de consciência, adequado
	Nível de consciência, melhorado
Olfato, prejudicado	Capacidade para perceber odores, preservada
	Olfato, eficaz
	Olfato, melhorado
Orientação no espaço, alterada	Orientação no espaço, adequada
	Orientação no espaço, melhorada
Orientação no tempo, alterada	Orientação no tempo, adequada
	Orientação no tempo, melhorada
Orientação no tempo e no espaço, alterada	Orientação no tempo e no espaço, adequada
	Orientação no tempo e no espaço, melhorada
Paladar, prejudicado	Capacidade para perceber sabores, preservada
	Paladar, eficaz
	Paladar, melhorado
Perambulação	Perambulação, ausente
	Perambulação, diminuída
Perambulação, ausente	Perambulação, ausente
Percepção, alterada	Percepção, eficaz
	Percepção, melhorada
Percepção sensorial, eficaz	Percepção sensorial, eficaz
Percepção sensorial auditiva, adequada	Percepção sensorial auditiva, adequada
Percepção sensorial cinestésica, adequada	Percepção sensorial cinestésica, adequada
Percepção sensorial gustativa, adequada	Percepção sensorial gustativa, adequada
Percepção sensorial olfativa, adequada	Percepção sensorial olfativa, adequada
Percepção sensorial tátil, adequada	Percepção sensorial tátil, adequada
Percepção sensorial visual, adequada	Percepção sensorial visual, adequada
Percepção tátil, eficaz	Capacidade para sentir, preservada
	Percepção tátil, eficaz
Percepção tátil, prejudicada	Capacidade para sentir, preservada
	Percepção tátil, eficaz
	Percepção tátil, melhorada

(continua)

Diagnósticos de enfermagem	Resultados de enfermagem esperados/alcançados
Potencial para conforto	Conforto
	Potencial para conforto, melhorado
Potencial para coordenação motora, melhorada	Coordenação motora, eficaz
	Potencial para coordenação motora, eficaz
Problema de cerúmen	Secreção (cerúmen), no limite normal
	Problema de cerúmen, ausente
Pressão intracraniana, aumentada	Pressão intracraniana, ausente
	Pressão intracraniana, diminuída
Processo de pensamento, alterado	Processo de pensamento, adequado
	Processo de pensamento, melhorado
Processo de pensamento, distorcido	Processo de pensamento, adequado
	Processo de pensamento, eficaz
Regulação do peso corporal, disfuncional	Peso corporal, adequado
	Regulação do peso corporal, funcional
Risco de confusão aguda	Risco de confusão aguda, ausente
	Risco de confusão aguda, diminuído
Risco de disreflexia autonômica	Risco de disreflexia autonômica, ausente
	Risco de disreflexia autonômica, diminuído
Satisfação com manejo (controle) da dor	Satisfação com manejo (controle) da dor, preservada
Sensibilidade nas mamas, inadequada	Sensibilidade nas mamas, adequada
Sensibilidade periférica (especificar: tátil superficial, tátil profunda – dolorosa, térmica, vibratória), alterada	Sensibilidade periférica (especificar: tátil superficial, tátil profunda – dolorosa, térmica, vibratória), adequada
	Sensibilidade periférica (especificar: tátil superficial, tátil profunda – dolorosa, térmica, vibratória), melhorada
Sentido do olfato, eficaz	Capacidade para perceber odores, preservada
	Sentido do olfato, eficaz
Sentido do paladar, eficaz	Capacidade para perceber sabores, preservada
	Sentido do paladar, eficaz
Tendência para perambulação	Tendência para perambulação, ausente
	Tendência para perambulação, diminuída
Vertigem postural (tontura)	Vertigem postural (tontura), ausente
	Vertigem postural (tontura), diminuída

(continua)

Diagnósticos de enfermagem	Resultados de enfermagem esperados/alcançados
Visão, prejudicada	Capacidade para ver, preservada
	Visão, melhorada

Utilize os espaços abaixo para incluir **diagnósticos e resultados de enfermagem** que você utiliza em sua prática e não constam na relação apresentada.

Intervenções de enfermagem

- Aliviar o desconforto da puérpera com ingurgitamento mamário
- Analgesia controlada pela pessoa
- Analgesia controlada por enfermeira(o)
- Analisar resultados da avaliação de acuidade visual
- Avaliar a dor quanto a localização, frequência e duração
- Avaliar a eficácia das medidas de controle da dor por meio de um levantamento constante da experiência de dor
- Avaliar acuidade auditiva através de audiometria
- Avaliar acuidade visual
- Avaliar controle da dor
- Avaliar eficácia da analgesia
- Avaliar intensidade da dor
- Avaliar resposta à anestesia, após cirurgia
- Avaliar resposta ao manejo (controle) da dor
- Avaliar resposta psicossocial à instrução sobre dor
- Colaborar com especialista em dor
- Colaborar no início da analgesia controlada pela pessoa
- Colaborar no início da analgesia controlada por enfermeira(o)
- Colaborar no plano de manejo (controle) da dor
- Comunicar alterações durante a infusão de analgesia
- Comunicar precordialgia
- Comunicar sinais de dor
- Consultar para manejo (controle) de dor
- Controlar a dor
- Cuidados com catarata
- Cuidados com os olhos
- Cuidados com os ouvidos
- Descrever as características da dor, incluindo local, início, duração, frequência, qualidade, intensidade e fatores precipitantes
- Encaminhar cliente para ginecologista
- Encaminhar criança com dor para consulta médica
- Encaminhar criança com problemas visuais para serviços de saúde
- Encaminhar escolar com problema de acuidade visual para consulta médica
- Encaminhar portadores de hanseníase que apresentam distúrbio grave em nervo ocular
- Encorajar a pessoa a discutir sua experiência de dor, quando adequado
- Encorajar a pessoa a monitorar a própria dor e a interferir adequadamente
- Estimular uso de aparelho auditivo
- Evitar colocar a pessoa em posição que aumente a dor
- Explicar as causas da dor
- Fazer rastreamento (*screening*) de audição
- Fazer rastreamento (*screening*) de visão
- Gerenciar delírio
- Gerenciar dor
- Gerenciar perambulação
- Gerenciar sedação
- Identificar atitude em relação à dor
- Identificar percepções alteradas
- Implementar guia de conduta para dor
- Incorporar a família na modalidade de alívio da dor, se possível
- Iniciar analgesia controlada pela pessoa

- Iniciar analgesia controlada por enfermeira(o)
- Investigar os fatores que aumentam a dor
- Investigar possíveis fatores intervenientes na sexualidade do cliente
- Manejar (controlar) alucinação
- Manejar (controlar) delírio
- Monitorar a satisfação da pessoa com o controle da dor, a intervalos específicos
- Monitorar confusão
- Monitorar dor
- Monitorar dor após administração de medicamento
- Monitorar resposta aos analgésicos
- Monitorar risco de resposta negativa à analgesia controlada pela pessoa
- Monitorar risco de resposta negativa à analgesia controlada por enfermeira(o)
- Observar alteração na percepção
- Observar indicadores não verbais de desconforto
- Observar percepção alterada
- Obter dados de conhecimento sobre analgesia controlada pela pessoa
- Obter dados de conhecimento sobre dor
- Obter dados de conhecimento sobre manejo (controle) da dor
- Obter dados sobre alodinia
- Obter dados sobre audição
- Obter dados sobre controle da dor
- Obter dados sobre delírio
- Obter dados sobre desconforto
- Obter dados sobre desconforto ou dor torácica
- Obter dados sobre dor
- Obter dados sobre equilíbrio
- Obter dados sobre hiperalgesia
- Obter dados sobre orientação
- Obter dados sobre os olhos
- Obter dados sobre os ouvidos
- Obter dados sobre resposta psicológica à dor
- Obter dados sobre sinal de desconforto
- Obter dados sobre tendência para perambular
- Obter dados sobre vertigem postural (tontura)
- Obter dados sobre visão
- Orientar a mãe/cuidador(a) quanto aos problemas de acuidade visual apresentado pelo escolar
- Orientar família sobre delírio
- Orientar família sobre manejo (controle) da dor
- Orientar pessoa e família sobre alternativas para alívio da dor
- Orientar sobre dor, suas causas e tempo de duração, quando apropriado
- Orientar sobre aparelho auditivo
- Orientar sobre cuidado com os olhos
- Orientar sobre cuidado com os ouvidos
- Orientar sobre cuidados com catarata
- Orientar sobre dor
- Orientar sobre manejo (controle) da dor
- Orientar sobre possíveis fatores intervenientes na sexualidade do cliente
- Orientar sobre terapia de orientação para a realidade
- Orientar sobre uso de analgesia controlada pela pessoa
- Orientar técnicas de adaptação para déficit sensorial
- Promover autoconsciência (ou autocognição)
- Promover uso de óculos
- Proporcionar métodos alternativos de alívio da dor
- Realizar exercícios de estímulo à sucção com dedo enluvado
- Realizar medidas de alívio da dor, quando necessário
- Reduzir ou eliminar os fatores que precipitem ou aumentem a experiência de dor (p. ex., medo, fadiga, monotonia e falta de informação)
- Remover cerúmen com jato de água ou outro líquido
- Terapia de orientação para a realidade
- Terapia por acupressão
- Terapia por compressão
- Verificar nível de consciência de pessoa
- Verificar nível de desconforto com a pessoa

Utilize os espaços abaixo para incluir **intervenções** que você utiliza em sua prática e não constam na relação apresentada.	

2.1.17 Necessidade terapêutica e de prevenção

É a necessidade do indivíduo de lidar com eventos do ciclo vital e situações do processo saúde e doença, o que inclui buscar atenção profissional com o objetivo de promover, manter e recuperar a saúde; prevenir doenças e agravos à saúde; readaptar ou habilitar funções; ou obter cuidados paliativos para uma morte digna.

Coleta de dados

Capacidade para adaptação; capacidade para gerenciamento de problemas; comportamento de adesão; comportamento de busca de saúde (especificar); conflitos; padrão de enfrentamento de problemas

Diagnósticos de enfermagem	Resultados de enfermagem esperados/alcançados
Aceitação do estado de saúde	Aceitação do estado de saúde
Aceitação do estado de saúde, prejudicada	Aceitação do estado de saúde, adequada
	Aceitação do estado de saúde, melhorada
Adaptação, ineficaz	Adaptação, eficaz
	Adaptação, melhorada
Adaptação, prejudicada	Adaptação, eficaz
	Adaptação, melhorada
Adesão ao regime terapêutico, adequada	Adesão ao regime terapêutico, adequada
Adesão ao regime de atividade física	Adesão ao regime de atividade física
Adesão ao regime de exercício físico	Adesão ao regime de exercício físico
Adesão ao regime de imunização	Adesão ao regime de imunização
Adesão ao regime de líquidos	Adesão ao regime de líquidos
Adesão ao regime de reabilitação	Adesão ao regime de reabilitação
Adesão ao regime dietético	Adesão ao regime dietético
Adesão ao regime medicamentoso	Adesão ao regime medicamentoso
Adesão ao regime terapêutico	Adesão ao regime terapêutico
Adesão ao teste diagnóstico	Adesão ao teste diagnóstico
Adesão às precauções de segurança	Adesão às precauções de segurança
Adesão ao regime de atividade física, inadequada	Adesão ao regime de atividade física, adequada
	Adesão ao regime de atividade física, melhorada
Adesão ao regime dietético, inadequada	Adesão ao regime dietético, adequada
	Adesão ao regime dietético, melhorada

(continua)

Diagnósticos de enfermagem	Resultados de enfermagem esperados/alcançados
Adesão ao regime medicamentoso, inadequada	Adesão ao regime medicamentoso, adequada
	Adesão ao regime medicamentoso, melhorada
Adesão ao regime terapêutico, inadequada	Adesão ao regime terapêutico, adequada
	Adesão ao regime terapêutico, melhorada
Adesão ao teste diagnóstico, inadequada	Adesão ao teste diagnóstico, adequada
	Adesão ao teste diagnóstico, melhorada
Adesão ao volume de líquidos recomendado, inadequada	Adesão ao volume de líquidos recomendado, adequada
	Adesão ao volume de líquidos recomendado, melhorada
Atitude do cuidador, conflituosa	Atitude do cuidador, positiva
	Atitude do cuidador, melhorada
Atitude do cuidador, positiva	Atitude do cuidador, positiva
Atitude em relação à atividade física, conflituosa	Atitude em relação à atividade física, adequada
	Atitude em relação à atividade física, melhorada
Atitude em relação ao cuidado, conflituosa	Atitude em relação ao cuidado, melhorada
	Atitude em relação ao cuidado, positiva
Atitude em relação ao gerenciamento da medicação, conflituosa	Atitude em relação ao gerenciamento da medicação, melhorada
	Atitude em relação ao gerenciamento da medicação, positiva
Atitude em relação ao regime dietético, conflituosa	Atitude em relação ao regime dietético, melhorada
	Atitude em relação ao regime dietético, positiva
Atitude em relação ao regime terapêutico, conflituosa	Atitude em relação ao regime terapêutico, melhorada
	Atitude em relação ao regime terapêutico, positiva
Atitude em relação ao cuidado, conflituosa	Atitude em relação ao cuidado, melhorada
	Atitude em relação ao cuidado, positiva
Atitude em relação ao cuidado, positiva	Atitude em relação ao cuidado, positiva
Atitude em relação ao exercício físico, conflituosa	Atitude em relação de exercício físico, melhorada
	Atitude em relação de exercício físico, positiva
Atitude em relação ao manejo (controle) da medicação, conflituosa	Atitude em relação ao manejo (controle) da medicação, melhorada
	Atitude em relação ao manejo (controle) da medicação, positiva
Atitude em relação ao tratamento, conflituosa	Atitude em relação ao tratamento, melhorada
	Atitude em relação ao tratamento, positiva

(continua)

Diagnósticos de enfermagem	Resultados de enfermagem esperados/alcançados
Capacidade para adaptar-se ao regime terapêutico, adequada	Capacidade para adaptar-se ao regime terapêutico, adequada
Capacidade para automonitoramento do regime terapêutico, adequada	Capacidade para automonitoramento do regime terapêutico, adequada
Capacidade para gerenciar o regime dietético, adequada	Capacidade para gerenciar o regime dietético, adequada
Capacidade comunitária para gerenciar o regime, prejudicada	Capacidade comunitária para gerenciar o regime, adequada
	Capacidade comunitária para gerenciar o regime, melhorada
Capacidade do cuidador para executar o cuidado, prejudicada	Capacidade do cuidador para executar o cuidado, adequada
	Capacidade do cuidador para executar o cuidado, melhorada
Capacidade familiar para gerenciar o plano terapêutico, inadequada	Capacidade familiar para gerenciar o plano terapêutico, adequada
	Capacidade familiar para gerenciar o plano terapêutico, melhorada
Capacidade familiar para gerenciar o regime, prejudicada	Capacidade familiar para gerenciar o regime, adequada
	Capacidade familiar para gerenciar o regime, melhorada
Capacidade para gerenciar o plano terapêutico, inadequada	Capacidade para gerenciar o plano terapêutico, adequada
	Capacidade para gerenciar o plano terapêutico, melhorada
Capacidade para gerenciar o regime de atividade física, inadequada	Capacidade para gerenciar o regime de atividade física, adequada
	Capacidade para gerenciar o regime de atividade física, melhorada
Capacidade para gerenciar o regime dietético, inadequada	Capacidade para gerenciar o regime dietético, adequada
	Capacidade para gerenciar o regime dietético, melhorada
Capacidade para gerenciar o regime medicamentoso, inadequada	Capacidade para gerenciar o regime medicamentoso, adequada
	Capacidade para gerenciar o regime medicamentoso, melhorada
Capacidade para manejar (controlar) a diálise peritoneal, prejudicada	Capacidade para manejar (controlar) a diálise peritoneal, adequada
	Capacidade para manejar (controlar) a diálise peritoneal, melhorada
Capacidade para manejar (controlar) o cateter urinário, prejudicada	Capacidade para manejar (controlar) o cateter urinário, adequada
	Capacidade para manejar (controlar) o cateter urinário, melhorada
Capacidade para manejar (controlar) o dispositivo externo de continência, prejudicada	Capacidade para manejar (controlar) o dispositivo externo de continência, adequada
	Capacidade para manejar (controlar) o dispositivo externo de continência, melhorada

(continua)

Diagnósticos de enfermagem	Resultados de enfermagem esperados/alcançados
Capacidade para manejar (controlar) o regime de exercício físico, prejudicada	Capacidade para manejar (controlar) o regime de exercício físico, adequada
	Capacidade para manejar (controlar) o regime de exercício físico, melhorada
Capacidade para manejar (controlar) o regime medicamentoso, prejudicada	Capacidade para manejar (controlar) o regime medicamentoso, adequada
	Capacidade para manejar (controlar) o regime medicamentoso, melhorada
Capacidade para manejar (controlar) o regime, prejudicada	Capacidade para manejar (controlar) o regime, adequada
	Capacidade para manejar (controlar) o regime, melhorada
Capacidade para manejar (controlar) os cuidados com estomia (estoma), prejudicada	Capacidade para manejar (controlar) os cuidados com estomia (estoma), adequada
	Capacidade para manejar (controlar) os cuidados com estomia (estoma), melhorada
Capacidade para manejar (controlar) os cuidados com nefrostomia, prejudicada	Capacidade para manejar (controlar) os cuidados com nefrostomia, adequada
	Capacidade para manejar (controlar) os cuidados com nefrostomia, melhorada
Capacidade para monitorar a doença, prejudicada	Capacidade para monitorar a doença, adequada
	Capacidade para monitorar a doença, melhorada
Capacidade para participar no planejamento do cuidado, prejudicada	Capacidade para participar no planejamento do cuidado, eficaz
	Capacidade para participar no planejamento do cuidado, melhorada
Capaz de executar a manutenção da saúde	Capacidade para executar a manutenção da saúde
Capaz de manejar (controlar) o regime	Capaz de manejar (controlar) o regime
Capaz de manejar (controlar) o regime medicamentoso	Capaz de manejar (controlar) o regime medicamentoso
Capaz de participar no planejamento do cuidado	Capaz de participar no planejamento do cuidado
Comportamento de busca de saúde, adequado	Comportamento de busca de saúde, adequado
Comportamento de busca de saúde: prevenção de câncer de colo de útero e mama	Comportamento de busca de saúde: prevenção de câncer de colo de útero e mama
Comportamento de busca de saúde: prevenção de gravidez (especificar o método)	Comportamento de busca de saúde: prevenção de gravidez (especificar o método), eficaz
Comportamento de busca de saúde: (especificar) inadequado	Comportamento de busca de saúde: (especificar), adequado
	Comportamento de busca de saúde: (especificar), melhorado

(continua)

Diagnósticos de enfermagem	Resultados de enfermagem esperados/alcançados
Comportamento de busca de saúde, prejudicado	Comportamento de busca de saúde, adequado
	Comportamento de busca de saúde, melhorado
Confiança no provedor de cuidado à saúde, insuficiente	Confiança no provedor de cuidado à saúde, adequada
	Confiança no provedor de cuidado à saúde, melhorada
Conhecimento, inadequado: (especificar – estado de saúde, medicação, exames, procedimentos terapêuticos, entre outros)	Conhecimento, adequado: (especificar – estado de saúde, medicação, exames, procedimentos terapêuticos, entre outros)
	Conhecimento, melhorado: (especificar – estado de saúde, medicação, exames, procedimentos terapêuticos, entre outros)
Controle comunitário do regime terapêutico, ineficaz	Controle comunitário do regime terapêutico, eficaz
	Controle comunitário do regime terapêutico, melhorado
Controle do sintoma	Controle do sintoma, eficaz
Controle do sintoma de abstinência	Controle do sintoma de abstinência, eficaz
Crise de saúde, aguda	Crise de saúde, aguda, melhorada
	Crise de saúde, aguda, ausente
Deficiência imunológica	Deficiência imunológica, diminuída
	Processo do sistema imune, eficaz
Controle do regime terapêutico, eficaz	Controle do regime terapêutico, eficaz
Controle do regime terapêutico, ineficaz	Controle do regime terapêutico, eficaz
	Controle do regime terapêutico, melhorado
Controle familiar do regime terapêutico, eficaz	Controle familiar do regime terapêutico, eficaz
Controle familiar do regime terapêutico, ineficaz	Controle familiar do regime terapêutico, eficaz
	Controle familiar do regime terapêutico, melhorado
Disposição (ou prontidão) para alta	Disposição (ou prontidão) para alta
Disposição para controle do regime terapêutico	Disposição para controle do regime terapêutico
Disposição para gerenciar plano terapêutico	Disposição para gerenciar plano terapêutico
Disposição (ou prontidão) para manejo (controle), por si próprio	Disposição (ou prontidão) para manejo (controle), por si próprio
Efeito colateral da medicação	Efeito colateral da medicação, ausente
Envolvimento com o regime de atividade física, inadequado	Envolvimento com o regime de atividade física, adequado
	Envolvimento com o regime de atividade física, melhorado
Envolvimento com o regime dietético, inadequado	Envolvimento com o regime dietético, adequado
	Envolvimento com o regime dietético, melhorado

(continua)

Diagnósticos de enfermagem	Resultados de enfermagem esperados/alcançados
Envolvimento com o regime medicamentoso, inadequado	Envolvimento com o regime medicamentoso, adequado
	Envolvimento com o regime medicamentoso, melhorado
Envolvimento com o regime terapêutico, inadequado	Envolvimento com o regime terapêutico, adequado
	Envolvimento com o regime terapêutico, melhorado
Estado vacinal, adequado para a idade	Estado vacinal, adequado para a idade
Estado vacinal, inadequado para a idade	Estado vacinal, adequado para a idade
	Estado vacinal, inadequado para a idade
Exaustão do tratamento	Exaustão do tratamento, ausente
	Exaustão do tratamento, diminuída
Exaustão relacionada ao plano terapêutico	Exaustão relacionada ao plano terapêutico, diminuída
	Exaustão relacionada ao plano terapêutico, ausente
Expectativa em relação ao estado de saúde, inadequada	Expectativa em relação ao estado de saúde, adequada
Expectativa em relação ao tratamento, inadequada	Expectativa em relação ao tratamento, inadequada
Falta de resposta ao tratamento	Resposta ao tratamento, eficaz
Família capaz de participar no planejamento do cuidado	Família capaz de participar no planejamento do cuidado
Função do sistema imunológico, eficaz	Função do sistema imunológico, eficaz
	Processo do sistema imunológico, eficaz
Insucesso do adulto em melhorar o estado de saúde	Sucesso do adulto em melhorar o estado de saúde
Insucesso do adulto em melhorar como esperado	Sucesso do adulto em melhorar o estado de saúde
Insucesso em melhorar o estado de saúde	Sucesso em melhorar o estado de saúde
Interação medicamentosa adversa	Interação medicamentosa adversa, ausente
	Interação medicamentosa adversa, controlada
Manejo (controle) do regime, por si próprio, adequado	Manejo (controle) do regime, por si próprio, adequado
Manutenção da saúde, alterada	Manutenção da saúde, adequada
	Manutenção da saúde, melhorada
Manutenção da saúde, ineficaz	Manutenção da saúde, eficaz
	Manutenção da saúde, melhorada

(continua)

Diagnósticos de enfermagem	Resultados de enfermagem esperados/alcançados
Manutenção da saúde, prejudicada	Capacidade para executar a manutenção da saúde, eficaz
	Manutenção da saúde, adequada
	Manutenção da saúde, melhorada
Não adesão ao regime de atividade física	Adesão ao regime de atividade física
	Adesão ao regime de atividade física, melhorada
Não adesão ao regime dietético	Adesão ao regime dietético
	Adesão ao regime dietético, melhorada
Não adesão ao regime de exercício físico	Adesão ao regime de exercício físico
	Adesão ao regime de exercício físico, melhorada
Não adesão ao regime de imunização	Adesão ao regime de imunização
	Adesão ao regime de exercício físico, melhorada
Não adesão ao regime de líquidos	Adesão ao regime de líquidos
	Adesão ao regime de líquidos, melhorada
Não adesão ao regime de segurança	Adesão ao regime de segurança
	Adesão ao regime de segurança, melhorada
Não adesão ao regime de teste diagnóstico	Adesão ao regime de teste diagnóstico
	Adesão ao regime de teste diagnóstico, melhorada
Não adesão ao regime medicamentoso	Adesão ao regime medicamentoso
	Adesão ao regime medicamentoso, melhorada
Não adesão ao regime terapêutico	Adesão ao regime terapêutico
	Adesão ao regime terapêutico, melhorada
Polifármacos (ou polifarmácia)	Polifármacos (ou polifarmácia), monitorados
Potencial para adesão ao regime terapêutico	Potencial para adesão ao regime terapêutico
Potencial para processo de morte digna	Potencial para processo de morte digna
Problema com alta complexidade do regime terapêutico	Problema com alta complexidade do regime terapêutico, diminuído
	Problema com alta complexidade do regime terapêutico, ausente
Problema de continuidade do cuidado	Continuidade do cuidado, eficaz
	Problema de continuidade do cuidado
	Problema de continuidade do cuidado, diminuído
Regime medicamentoso complexo	Regime medicamentoso complexo, controlado

(continua)

Diagnósticos de enfermagem	Resultados de enfermagem esperados/alcançados
Resposta à medicação, eficaz	Resposta à medicação, eficaz
Resposta à terapia, eficaz	Resposta à terapia, eficaz
Resposta ao tratamento, ineficaz	Resposta ao tratamento, eficaz
	Resposta ao tratamento, melhorada
Risco de complicação associada à atenção à saúde	Complicação associada à atenção à saúde, ausente
	Risco de complicação associada à atenção à saúde, ausente
	Risco de complicação associada à atenção à saúde, diminuído
Risco de doença	Processo patológico, ausente
	Risco de doença, ausente
	Risco de doença, diminuído
Risco de efeito colateral da medicação	Efeito colateral da medicação, ausente
	Risco de efeito colateral da medicação, ausente
	Risco de efeito colateral da medicação, diminuído
Risco de insatisfação com a atenção à saúde	Satisfação com a atenção à saúde
	Risco de insatisfação com a atenção à saúde, ausente
	Risco de insatisfação com a atenção à saúde, diminuído
Risco de medicação adversa	Risco de medicação adversa, ausente
	Risco de medicação adversa, diminuído
Risco de não adesão ao regime de atividade física	Adesão ao regime de atividade física, eficaz
	Risco de não adesão ao regime de atividade física, ausente
Risco de não adesão ao regime dietético	Adesão ao regime dietético, eficaz
	Risco de não adesão ao regime dietético, ausente
Risco de não adesão ao regime medicamentoso	Adesão ao regime medicamentoso, eficaz
	Risco de não adesão ao regime medicamentoso, ausente
Risco de não adesão ao regime terapêutico	Adesão ao regime terapêutico, eficaz
	Risco de não adesão ao regime terapêutico, ausente
Risco de polifármacos (ou polifarmácia)	Risco de polifármacos (ou polifarmácia), ausente
	Risco de polifármacos (ou polifarmácia), diminuído
Risco de processo de morte não digna	Potencial para processo de morte digna
	Risco de processo de morte não digna, ausente

(continua)

Diagnósticos de enfermagem	Resultados de enfermagem esperados/alcançados
Risco de resposta à analgesia controlada pela pessoa, negativa	Resposta à analgesia controlada pela pessoa, positiva
	Risco de resposta à analgesia controlada pela pessoa, negativa, ausente
	Risco de resposta à analgesia controlada pela pessoa, negativa, diminuído
Risco de resposta à analgesia controlada por enfermeira(o), negativa	Resposta à analgesia controlada por enfermeira(o), positiva
	Risco de resposta à analgesia controlada por enfermeira(o), negativa, ausente
	Risco de resposta à analgesia controlada por enfermeira(o), negativa, diminuído
Satisfação com atenção à saúde	Satisfação com atenção à saúde
Uso adequado de contraceptivo	Uso adequado de contraceptivo
Uso inadequado de contraceptivo	Uso adequado de contraceptivo
	Uso melhorado de contraceptivo

Utilize os espaços abaixo para incluir **diagnósticos e resultados de enfermagem** que você utiliza em sua prática e não constam na relação apresentada.

Intervenções de enfermagem

- Acompanhar pessoa
- Adequar esquema terapêutico aos horários da recreação
- Administrar antibiótico prescrito
- Administrar antipirético prescrito ou conforme protocolo
- Administrar insulina
- Administrar medicação prescrita
- Administrar medicação após interpretação do resultado de gasometria arterial
- Administrar medicação e solução
- Administrar medicação intracutânea
- Administrar medicação intramuscular
- Administrar medicação intravenosa (ou endovenosa)
- Administrar medicação para dor
- Administrar medicação subcutânea
- Administrar medicação vaginal
- Administrar suplemento nutricional
- Administrar tratamento profilático
- Administrar vacina
- Administrar vitamina
- Administrar vitamina B12
- Agendar consulta de acompanhamento (ou consulta subsequente)
- Ajudar na administração de medicação
- Ajudar na administração de vacinas
- Aplicar bandagem de compressão
- Aplicar compressa com soro fisiológico nos olhos de pessoas queimadas por solda
- Aplicar compressa fria
- Aplicar compressa quente
- Aplicar contenção física

- Aplicar dispositivo de segurança
- Aplicar flúor em escolares
- Aplicar medicação profilática em surtos epidêmicos
- Aplicar medicamentos em pessoas com condiloma
- Aplicar medicamentos intravenosos
- Aplicar medicamentos orais
- Aplicar meias elásticas
- Aplicar micronebulização
- Aplicar soroterapia no domicílio
- Aplicar técnicas de relaxamento com grupo de clientes hipertensos após palestra
- Aplicar vacina contra febre amarela na aldeia indígena
- Aplicar vacina contra sarampo
- Aplicar vacina DPT
- Aplicar vacina intramuscular no músculo vasto-lateral
- Aplicar vacina Sabin
- Aplicar vacina tríplice viral em escolares
- Aplicar vacinas a crianças
- Aplicar vacinas contra febre amarela
- Aplicar vacinas contra gripe
- Aplicar vacinas de rotina
- Aplicar vacinas em campanhas de vacinação
- Aplicar vacinas em crianças, gestantes, acidentados e idosos
- Aplicar vacinas em idosos no domicílio
- Aplicar vacinas na Unidade de Saúde
- Aplicar vacinas obrigatórias
- Aplicar vacinas segundo rotina
- Apoiar cuidador
- Apoiar manejo (controle), por si próprio
- Apoiar uso de terapia tradicional
- Arranjar (organizar) serviço de transporte
- Arranjar (organizar) transporte de dispositivo
- Arteterapia
- Auxiliar o prestador (ou provedor) de cuidados de saúde
- Avaliar adesão ao regime terapêutico
- Avaliar plano de cuidados
- Avaliar regime terapêutico
- Avaliar resposta à medicação
- Avaliar resposta ao tratamento
- Avaliar resposta psicossocial ao plano de cuidado
- Avaliar satisfação com atenção à saúde
- Certificar-se de que a pessoa ingeriu a medicação
- Colaborar com assistente social
- Colaborar com cuidador no manejo (controle) do regime medicamentoso
- Colaborar com equipe interprofissional
- Colaborar com farmacêutico
- Colaborar com farmacêutico na aquisição de medicação
- Colaborar com médico
- Colaborar com prestador (ou provedor) de cuidados de saúde
- Colaborar com prestador (ou provedor) de cuidados de saúde na aquisição de medicação
- Colaborar com prestador (ou provedor) de cuidados de saúde na reconciliação medicamentosa
- Colaborar com prestador (ou provedor) de cuidados de saúde no regime medicamentoso
- Coletar material para exame
- Coletar teste do pezinho
- Comunicar alterações durante a infusão de hemoderivados/medicação
- Comunicar sinais de abstinência
- Consultar farmacêutico sobre medicamento genérico
- Consultar prestador (ou provedor) de cuidados de saúde
- Consultar prestador (ou provedor) de cuidados de saúde sobre efeitos colaterais da medicação
- Consultar serviço de cuidado domiciliar
- Controlar efeitos colaterais de medicação
- Controlar gotejo de infusões endovenosas em bomba de infusão
- Controlar resposta negativa ao tratamento
- Convencer mãe/cuidador(a) a vacinar o filho
- Coordenar plano de cuidados
- Definir a forma de tratamento de portadores de hanseníase
- Diluir vacinas
- Encaminhar para prestador (ou provedor) de cuidados de saúde
- Encaminhar para assistente social
- Encaminhar para cuidado domiciliar
- Encaminhar para serviço auxiliar de saúde
- Encaminhar para serviço de autoajuda
- Encaminhar para serviço de manejo (controle), por si próprio
- Encaminhar para terapia familiar
- Encorajar automonitoramento dos níveis de glicose no sangue
- Ensinar o uso de técnicas não farmacológicas (relaxamento, imagem orientada, musicoterapia, diversão, aplicação de compressas frias/quentes,

- aplicação de massagem) antes, após e, se possível, durante a atividade dolorosa
- Entrar em acordo para adesão
- Entregar à pessoa plano terapêutico por escrito
- Esclarecer dúvidas acerca da situação vacinal
- Esclarecer dúvidas da mãe/cuidador(a) acerca do tratamento
- Explicar ações e possíveis efeitos adversos dos medicamentos
- Explicar à pessoa a identificação do medicamento e os efeitos esperados
- Facilitar acesso ao tratamento
- Facilitar adesão ao regime
- Facilitar capacidade da família para participar no plano de cuidado
- Fazer medicação de urgência
- Fazer medicação em pessoa em crise hipertensiva
- Fazer rastreamento (*screening*) de câncer
- Fazer rastreamento (*screening*) de pessoa
- Fazer rastreamento (*screening*) de tuberculose
- Fazer triagem
- Fototerapia
- Garantir (ou assegurar) continuidade de cuidado
- Gerenciar acompanhamento de rastreamento (*screening*)
- Gerenciar coleta de amostra (ou espécime)
- Gerenciar condição de saúde após a hospitalização
- Gerenciar efeito colateral da medicação
- Gerenciar manejo (controle) de amostra (ou espécime)
- Gerenciar medicação
- Gerenciar regime medicamentoso
- Gerenciar resposta ao tratamento negativa
- Gerenciar sintomas
- Heparinizar acesso venoso central após coleta de exames
- Identificar atitude em relação ao cuidado
- Identificar expectativa sobre cuidado domiciliário
- Implementar cuidado grupal (*cluster care*)
- Implementar cuidados com administração de medicamentos
- Implementar cuidados com anticoagulação oral
- Implementar cuidados com anticoagulação plena
- Implementar cuidados com anticoagulação subcutânea
- Implementar cuidados com cateter de diálise peritoneal intermitente
- Implementar cuidados com cateter de lombotomia
- Implementar cuidados com dreno
- Implementar cuidados com dreno de tórax em aspiração
- Implementar cuidados com dreno de tórax em selo d'água
- Implementar cuidados com pessoa imunodeprimida
- Implementar cuidados com soroterapia
- Implementar cuidados de conforto (ou paliativos)
- Implementar cuidados na punção venosa
- Implementar cuidados na troca de curativos de cateter venoso central
- Implementar cuidados na verificação de glicemia capilar
- Implementar cuidados no manuseio de cateter venoso central
- Implementar cuidados no preparo para instalação de hemodiálise venovenosa contínua lenta
- Implementar medidas terapêuticas
- Implementar rotina para transporte de pessoa da unidade de cuidados com neutropenia e transplante de células-tronco hematopoiéticas
- Implementar terapia ambiental (ou do meio ambiente)
- Incentivar a autoaplicação de insulina
- Incentivar a participação de pessoas com dependência de álcool no AA
- Incentivar adesão ao tratamento
- Incentivar pessoa a participar de atividade
- Iniciar controle de analgesia
- Instilar agente hemostático
- Investigar uso de medicações ou tratamento da pessoa
- Lidar com medicação
- Manter permeabilidade dos acessos vasculares arteriais
- Medicar criança com crise asmática
- Medicar para dor antes dos procedimentos
- Ministrar aerossol
- Ministrar analgesia após avaliação
- Ministrar analgesia controlada
- Ministrar antibióticos
- Ministrar antitérmico para pessoas com febre conforme protocolo
- Ministrar as vacinas
- Ministrar BCG e vacina para hepatite B em crianças
- Ministrar procedimentos profiláticos
- Ministrar hemotransfusão
- Ministrar imunobiológicos
- Ministrar medicação antitérmica conforme rotina
- Ministrar medicação ao recém-nascido
- Ministrar medicação injetável segundo protocolo

- Ministrar medicação na pessoa no domicílio
- Ministrar medicação padronizada em casos de emergência na escola
- Ministrar medicação para dor
- Ministrar medicamento
- Ministrar medicamento após resultado de gasometria arterial
- Ministrar medicamentos do protocolo para clientes com hanseníase nas formas contagiosas
- Ministrar medicamentos EV
- Ministrar medicamentos ID
- Ministrar medicamentos IM
- Ministrar medicamentos injetáveis durante visita domiciliar
- Ministrar medicamentos SC
- Ministrar medicamentos SL
- Ministrar medicamentos VO
- Ministrar oxigênio em crianças em crise asmática
- Ministrar quimioprofilático, quando indicado, em comunicantes de DT para interrupção de epidemia
- Ministrar reforço da vacina tríplice e Sabin aos 15 meses
- Ministrar soro
- Ministrar sulfato ferroso com suco cítrico e longe das refeições
- Ministrar terapia infusão de fluidos e eletrólitos
- Ministrar tratamento específico (pediculose) na escola
- Ministrar tratamento normatizado
- Ministrar tratamento prescrito
- Ministrar vacina anti-hepatite B na criança
- Ministrar vacina antirrábica
- Ministrar vacina antissarampo aos 9 meses
- Ministrar vacina antitetânica
- Ministrar vacina antitetânica em pessoa acidentada
- Ministrar vacina antitetânica nas gestantes
- Ministrar vacina BCG
- Ministrar vacina contra hepatite nos funcionários
- Ministrar vacina contra sarampo no deltoide
- Ministrar vacina em crianças no domicílio
- Ministrar vacina de toxoide tetânico em pescadores
- Ministrar vacina em adulto
- Ministrar vacina em gestante
- Ministrar vacina em idosos
- Ministrar vacina MMR aos 15 meses
- Ministrar vacina tríplice e Sabin aos 2-4-6 meses
- Ministrar vacinas contra hepatite B em pessoas renais crônicas
- Ministrar vitamina A por via oral às crianças
- Monitorar adesão à medicação
- Monitorar efeito colateral da medicação
- Monitorar resposta ao tratamento
- Monitorar resposta da pessoa à medicação
- Monitorar resultado laboratorial
- Musicoterapia
- Obter dados sobre adesão
- Obter dados sobre adesão ao regime medicamentoso
- Obter dados sobre adesão ao regime terapêutico
- Obter dados sobre atitude em relação à cirurgia
- Obter dados sobre atitude em relação ao manejo (controle) de medicação
- Obter dados sobre atitude em relação ao regime terapêutico
- Obter dados sobre barreiras para adesão
- Obter dados sobre disposição (ou prontidão) familiar para manejo (controle), por si próprio
- Obter dados sobre disposição (ou prontidão) para alta
- Obter dados sobre disposição (ou prontidão) para manejo (controle), por si próprio
- Obter dados sobre efeito colateral da medicação
- Obter dados sobre necessidades
- Obter dados sobre necessidades de cuidado de saúde e social
- Obter dados sobre risco de interação medicamentosa adversa
- Obter dados sobre serviço de saúde escolar
- Obter dados sobre tradição face à morte
- Obter dados sobre uso de terapias tradicionais
- Orientar a lidar com medicação
- Orientar a mãe/cuidador(a) da criança quanto à medicação
- Orientar a mãe/cuidador(a) quanto à administração de medicação
- Orientar a mãe/cuidador(a) sobre a evolução do tratamento instituído
- Orientar acerca do uso de medicamentos
- Orientar aplicação de insulina
- Orientar mães/cuidadores sobre cuidados em casos de reações vacinais
- Orientar automonitoramento do regime terapêutico
- Orientar família sobre comportamento de busca de saúde
- Orientar horário e dosagem de medicamentos
- Orientar idosos quanto ao uso de medicação
- Orientar a pessoa quanto à medicação prescrita

- Orientar o uso de medicação anticoncepcional
- Orientar o uso de medicamentos para febre em caso de efeito colateral da vacina
- Orientar os pais sobre a medicação
- Orientar pessoa a ingerir a medicação
- Orientar pessoa diabética quanto ao uso da medicação
- Orientar pessoa hipertensa quanto ao uso da medicação
- Orientar sobre comportamento de busca de saúde
- Orientar sobre cuidados de conforto a pessoas em fim de vida (*hospice care*)
- Orientar sobre efeitos colaterais da medicação
- Orientar sobre ligação afetiva cuidador-criança
- Orientar sobre prevenção de osteoporose
- Orientar sobre prevenção de recaída
- Orientar sobre processo de morrer
- Orientar sobre reabilitação
- Orientar sobre regime terapêutico
- Orientar sobre saúde durante viagem (ou sobre saúde do viajante)
- Orientar sobre serviço de autoajuda
- Orientar técnicas de adaptação
- Planejar alta, com cuidador familiar
- Preparar material para lavagem de ouvido
- Preparar medicação
- Preparar nebulização conforme a prescrição médica
- Prescrever colírio para portadores de hanseníase
- Prescrever cuidados com a doença
- Prescrever medicamentos de rotina
- Prescrever medicamentos padronizados para a gestante
- Prescrever medicamentos pelo protocolo AIDPI
- Prevenção de osteoporose
- Prevenção de recaída
- Prevenir problemas de saúde na gestante
- Priorizar regime terapêutico
- Promover aceitação de condição de saúde
- Promover adesão à medicação
- Promover adesão à medicação usando caixa de pílulas
- Promover adesão ao regime
- Promover ligação afetiva cuidador-criança
- Promover reconciliação medicamentosa
- Promover técnica de contato pele a pele
- Prover (proporcionar, fornecer) apoio ao cuidador para manejo (controle), por si próprio
- Prover (proporcionar, fornecer) apoio para manejo (controle), por si próprio
- Prover (proporcionar, fornecer) paliação
- Prover (proporcionar, fornecer) serviço de promoção da saúde
- Quimioterapia
- Reajustar medicamentos de portadores de hanseníase que apresentam agravamento do quadro clínico
- Realizar curativo
- Realizar curativo compressivo
- Realizar curativo especial
- Realizar curativo grande
- Realizar curativo médio
- Realizar curativo no local de inserção do cateter de duplo lúmen
- Realizar curativo oclusivo
- Realizar curativo pequeno
- Realizar esquema vacinal
- Reforçar adesão
- Relatar condição a equipe interprofissional
- Relatar condição a membro da família
- Relatar resultado de teste
- Solicitar exames de controle conforme protocolo da instituição
- Suspender infusão
- Terapia tradicional
- Tomar medidas de controle de agravos à saúde
- Tomar medidas de rotina para pessoa mordida por cão
- Tomar medidas preventivas de meningite
- Tomar providências cabíveis e possíveis para casos de doenças que surgem no município
- Transportar pessoa
- Tratar a hanseníase
- Tratar casos de anemia
- Tratar casos de verminose
- Tratar pediculose
- Tratar portadores de hanseníase junto à equipe multiprofissional
- Tratar portadores de hipertensão arterial e diabetes na Unidade de Saúde
- Usar técnica de desescalada (ou de redução paulatina)
- Usar terapia alternativa com ervas medicinais
- Usar terapias alternativas
- Utilizar medidas curativas
- Utilizar medidas preventivas
- Verificar atitude frente à cirurgia

Utilize os espaços abaixo para incluir **intervenções** que você utiliza em sua prática e não constam na relação apresentada.

2.2 Necessidades psicossociais

2.2.1 Necessidade de comunicação

É a necessidade do indivíduo de enviar e receber mensagens utilizando linguagem verbal (palavra falada e escrita) e não verbal (símbolos, sinais, gestos, expressões faciais), com o objetivo de interagir com os outros.

Coleta de dados

Anormalidades em ouvido, nariz, boca ou garganta; distúrbios na fala; forma alternativa de comunicação; idioma principal; padrão de comunicação familiar; perda auditiva

Diagnósticos de enfermagem	Resultados de enfermagem esperados/alcançados
Afasia expressiva	Afasia expressiva, ausente
	Afasia expressiva, diminuída
Afasia impressiva	Afasia impressiva, ausente
	Afasia impressiva, diminuída
Barreira na comunicação (especificar: física, psicoemocional, social, cultural)	Comunicação (especificar: física, psicoemocional, social, cultural), eficaz
	Comunicação (especificar: física, psicoemocional, social, cultural), melhorada
Capaz de comunicar-se	Capaz de comunicar-se
Capaz de comunicar-se verbalmente	Capaz de comunicar-se verbalmente
Comunicação, eficaz	Comunicação, eficaz
Comunicação familiar, adequada	Comunicação familiar, adequada
Comunicação familiar, ineficaz	Comunicação familiar, eficaz
	Comunicação familiar, melhorada

(continua)

Diagnósticos de enfermagem	Resultados de enfermagem esperados/alcançados
Comunicação, ineficaz	Comunicação, eficaz
	Comunicação, melhorada
Comunicação, prejudicada	Capacidade para comunicar-se, eficaz
	Capacidade para comunicar-se, melhorada
Comunicação interpessoal, adequada	Comunicação interpessoal, adequada
Comunicação interpessoal, ineficaz	Comunicação interpessoal, eficaz
	Comunicação interpessoal, melhorada
Comunicação verbal, ineficaz	Comunicação verbal, eficaz
	Comunicação verbal, melhorada
Comunicação verbal, prejudicada	Capacidade para comunicar-se pela fala, eficaz
	Capacidade para comunicar-se pela fala, melhorada
Disfasia	Disfasia, ausente
	Disfasia, diminuída
Potencial para comunicação melhorada	Comunicação, melhorada
	Potencial para comunicação melhorada
Processamento de informação, eficaz	Processamento de informação, eficaz
Processamento de informação, limitado	Processamento de informação, eficaz
	Processamento de informação, melhorado

Utilize os espaços abaixo para incluir **diagnósticos e resultados de enfermagem** que você utiliza em sua prática e não constam na relação apresentada.

Intervenções de enfermagem

- Acolher: ouvir e dar oportunidade para que a pessoa fale o que está sentindo
- Avaliar possibilidade de a pessoa escrever conteúdo a ser comunicado
- Certificar que pessoa/ família compreendeu as orientações
- Combinar com pessoa que busque auxílio da enfermagem durante os períodos de maior tensão
- Comunicar alteração comportamental durante procedimento
- Comunicar choro fácil
- Comunicar irritabilidade
- Comunicar-se com crianças com deficiência através do olhar
- Comunicar-se com a pessoa em sua residência para controle de estado de saúde

- Comunicar-se com a pessoa utilizando um álbum de figura
- Comunicar-se com os pais através da agenda da criança
- Comunicar-se com os pais de escolares com problemas visuais
- Conquistar confiança das famílias da área
- Conversar com a mãe/cuidador(a) para identificação de problemas para administração de vacina
- Conversar com a pessoa
- Conversar com a pessoa a fim de acalmá-la para a consulta médica
- Conversar com a pessoa para descontraí-la
- Conversar com a pessoa para avaliar situação vacinal
- Conversar com a pessoa para identificar sintomas
- Conversar com pessoas portadoras de câncer
- Criar vínculo com a gestante
- Criar vínculo com a pessoa
- Cumprimentar a pessoa
- Dar atenção à pessoa
- Deixar a pessoa desabafar
- Encaminhar para serviço de terapia da fala
- Encorajar comunicação com a pessoa
- Encorajar comunicação verbal
- Encorajar interação social de forma gradativa
- Escrever, além de falar, as mensagens importantes
- Escutar mães/cuidadores de crianças com necessidades especiais
- Escutar a pessoa durante consulta de enfermagem
- Escutar a pessoa em suas necessidades
- Escutar a pessoa na amamentação
- Estabelecer ambiente de confiança
- Estabelecer comunicação com o pessoal auxiliar
- Estabelecer interação terapêutica
- Facilitar capacidade para comunicar necessidades
- Facilitar capacidade para comunicar sentimentos
- Facilitar capacidade para executar o papel
- Identificar barreiras à comunicação
- Interagir com membros da família na visita domiciliar
- Investigar forma habitual de comunicação
- Manter plano específico de cuidados
- Obter dados sobre capacidade para comunicação pela escrita
- Obter dados sobre capacidade para comunicação pela fala
- Olhar diretamente para a pessoa e falar de forma lenta e clara
- Oportunizar maior tempo, vínculo e escuta do médico em relação às necessidades da pessoa
- Orientar sobre comunicação efetiva
- Ouvir a história da pessoa
- Ouvir as necessidades e dificuldades relatadas pela clientela nas reuniões mensais
- Ouvir as queixas da mãe/cuidador(a)
- Ouvir as queixas da pessoa
- Ouvir clientes diabéticos
- Ouvir pessoa em crise hipertensiva
- Ouvir relato de casos de violência por membros da comunidade
- Pedir que escreva ou desenhe, se a comunicação verbal for difícil
- Proporcionar informações sobre o desenvolvimento dos dependentes
- Proporcionar métodos alternativos de comunicação
- Providenciar orientação sobre a realidade
- Providenciar papel e lápis para a pessoa incapaz de falar
- Realizar manejo verbal
- Reforçar comunicação
- Usar palavras simples e frases curtas ao se comunicar com a pessoa
- Usar técnicas ou materiais para aumentar a compreensão

Utilize os espaços abaixo para incluir **intervenções** que você utiliza em sua prática e não constam na relação apresentada.

2.2.2 Necessidade gregária

É a necessidade do indivíduo de viver em grupo, com o objetivo de interagir com os outros e realizar trocas sociais.

Coleta de dados

Composição familiar; desempenho de papéis familiares; interação familiar; padrão de enfrentamento familiar; participação em grupos/instituições comunitárias; rede de apoio; rede social

Diagnósticos de enfermagem	Resultados de enfermagem esperados/alcançados
Abandono de criança	Abandono de criança, ausente
Atitude familiar, conflituosa	Atitude familiar, adequada
	Atitude familiar, melhorada
Atitude familiar, negativa	Atitude familiar, positiva
	Atitude familiar, melhorada
Capaz de socializar-se	Capacidade para socializar-se, preservada
	Socialização, adequada
Comportamento de isolamento (ou retraimento, introversão)	Comportamento de isolamento (ou de retraimento, introversão), ausente
	Comportamento de isolamento (ou de retraimento, introversão), melhorado
Comportamento interativo, eficaz	Comportamento interativo, eficaz
Comportamento interativo, prejudicado	Comportamento interativo, eficaz
	Comportamento interativo, melhorado
Confinamento no domicílio	Confinamento no domicílio, adequado
Disposição (ou prontidão) para parentalidade eficaz	Disposição (ou prontidão) para parentalidade eficaz
Disposição (ou prontidão) para processo familiar positivo	Disposição (ou prontidão) para processo familiar positivo
Família disfuncional	Família funcional
Interação social, adequada	Interação social, adequada
Interação social, inadequada	Interação social, adequada
	Interação social, melhorada
Isolamento social	Isolamento social, ausente
	Isolamento social, melhorado

(continua)

Diagnósticos de enfermagem	Resultados de enfermagem esperados/alcançados
Parentalidade, eficaz	Capacidade para parentalidade, preservada
	Parentalidade, eficaz
Parentalidade, prejudicada	Capacidade para parentalidade, preservada
	Parentalidade, eficaz
	Parentalidade, melhorada
Paternidade/maternidade, inadequada	Paternidade/maternidade, adequada
	Paternidade/maternidade, melhorada
Potencial para paternidade/maternidade, adequada	Paternidade/maternidade, adequada
	Potencial para paternidade/maternidade, adequada
Problema de relacionamento	Problema de relacionamento, ausente
	Problema de relacionamento, melhorado
Processo comunitário, inadequado	Processo comunitário, adequado
	Processo comunitário, melhorado
Processo familiar, alterado	Processo familiar, adequado
	Processo familiar, melhorado
Processo familiar, disfuncional: abuso de álcool	Processo familiar, adequado: abuso de álcool
	Processo familiar, funcional: abuso de álcool
	Processo familiar, melhorado: abuso de álcool
Processo familiar, eficaz	Processo familiar, eficaz
Processo familiar, interrompido	Família funcional
	Processo familiar, eficaz
	Processo familiar, restabelecido
Processo familiar, prejudicado	Família funcional
	Processo familiar, eficaz
	Processo familiar, melhorado
Processo familiar, inadequado	Processo familiar, adequado
	Processo familiar, melhorado
Processo familiar, interrompido	Processo familiar, melhorado
	Processo familiar, restabelecido
Relacionamento familiar, adequado	Relacionamento familiar, adequado
Relacionamento familiar, inadequado	Relacionamento familiar, adequado
	Relacionamento familiar, melhorado
Relacionamento familiar, restabelecido	Relacionamento familiar, restabelecido

(continua)

Diagnósticos de enfermagem	Resultados de enfermagem esperados/alcançados
Relacionamento interpessoal, adequado	Relacionamento interpessoal, adequado
Relacionamento interpessoal, inadequado	Relacionamento interpessoal, adequado
	Relacionamento interpessoal, melhorado
Risco de isolamento social	Isolamento social, ausente
	Risco de isolamento social, ausente
	Risco de isolamento social, diminuído
Risco de parentalidade, prejudicada	Capacidade para parentalidade, eficaz
	Risco de parentalidade prejudicada, ausente
	Risco de parentalidade prejudicada, reduzido
Risco de paternidade/maternidade, alterada	Paternidade/maternidade, adequada
	Risco de paternidade/maternidade alterada, ausente
	Risco de paternidade/maternidade alterada, diminuído
Risco de solidão	Interação social, adequada
	Risco de solidão, ausente
Sentimento de não pertencimento	Sentimento de pertencimento, positivo
	Sentimento de pertencimento, melhorado
Sentimento de pertencimento	Sentimento de pertencimento
Socialização, inadequada	Capacidade para socializar-se
	Socialização, adequada
	Socialização, melhorada
Socialização, prejudicada	Capacidade para socializar-se
	Socialização, adequada
	Socialização, melhorada
Solidão	Interação social, adequada
	Interação social, melhorada
	Solidão, ausente

Utilize os espaços abaixo para incluir **diagnósticos e resultados de enfermagem** que você utiliza em sua prática e não constam na relação apresentada.

Intervenções de enfermagem

- Apoiar família
- Avaliar dinâmica de apoio familiar
- Avaliar suporte social
- Conhecer a família
- Coordenar conferência (conversação em grupo) familiar
- Discutir com pais sobre visita dos irmãos
- Discutir socialização da pessoa com sequela
- Encaminhar para a terapia familiar
- Encorajar atividades sociais e comunitárias
- Encorajar autocuidado do cuidador/família
- Encorajar convívio com amigos, família e pessoas com a mesma patologia
- Encorajar convívio com outras pessoas
- Encorajar cuidador/família a participar de grupos de apoio
- Encorajar cuidador/família a participar do grupo de pais
- Encorajar família a participar do processo de nascimento
- Encorajar familiares a participarem dos cuidados
- Encorajar interação social de forma gradativa
- Encorajar pai ou pessoa significativa a participar dos cuidados no pré-natal
- Encorajar pais a participarem dos cuidados
- Encorajar participação do familiar no tratamento
- Encorajar participação dos pais em atividades com a criança
- Encorajar participação nos grupos de ajuda
- Encorajar presença de familiares
- Encorajar relações com pessoas que tem interesses e metas comuns
- Encorajar visitas ao recém nascido
- Envolver pessoa/família em programas educacionais comunitários
- Envolver pessoa/família em programas intra-hospitalares
- Envolver pessoa/família no tratamento
- Estabelecer contato com liderança comunitária
- Evitar isolamento
- Investigar fatores causais e contribuintes
- Observar comportamento do recém-nascido e da mãe durante amamentação
- Observar interação pais/filho
- Obter dados sobre apoio social
- Obter dados sobre comportamentos do cuidador
- Obter dados sobre processo familiar
- Orientar a família para o reconhecimento de pontos fortes no relacionamento
- Orientar a inclusão do bebê junto à família durante as refeições
- Orientar sobre parentalidade eficaz
- Preparar a criança para o papel de irmãos
- Promover apoio familiar
- Promover apoio social
- Promover comunicação familiar eficaz
- Promover interação social
- Promover parentalidade eficaz
- Promover processo familiar eficaz
- Promover recuperação social
- Promover suporte social
- Proporcionar desenvolvimento harmonioso da comunidade
- Proporcionar desenvolvimento de habilidades pessoais
- Proporcionar oportunidades para que os membros da família se reúnam e discutam a situação
- Proporcionar possibilidade de criação de sistema de apoio familiar e comunitário à pessoa
- Proporcionar terapia de apoio em grupo
- Solicitar apoio de familiar
- Trabalhar com a comunidade
- Transferir bebê para junto da mãe após liberação da enfermeira
- Utilizar técnicas que possam melhorar o relacionamento familiar

Utilize os espaços abaixo para incluir **intervenções** que você utiliza em sua prática e não constam na relação apresentada.

2.2.3 Necessidade de recreação e lazer

É a necessidade do indivíduo de dispor de tempo livre, recursos materiais e ambientais e de acesso a entretenimento, distração e diversão.

Coleta de dados

Acesso a atividades de recreação e lazer; atividades preferenciais de recreação e lazer; equipamentos e recursos sociais para atividades de recreação e lazer; hábitos de recreação e lazer

Diagnósticos de enfermagem	Resultados de enfermagem esperados / alcançados
Acesso a atividade de recreação e lazer, deficitário	Acesso a atividade de recreação e lazer, adequado
	Acesso a atividade de recreação e lazer, melhorado
	Acesso a atividade de recreação e lazer, suficiente
Acesso a atividade de recreação e lazer, insuficiente	Acesso a atividade de recreação e lazer, adequado
	Acesso a atividade de recreação e lazer, melhorado
	Acesso a atividade de recreação e lazer, suficiente
Atividade de recreação e lazer, insuficiente	Atividade de recreação e lazer, adequada
	Atividade de recreação e lazer, melhorada
	Atividade de recreação e lazer, suficiente
Barreira ambiental para acesso a atividade de recreação e lazer	Acesso a atividade de recreação e lazer, adequado
	Barreira ambiental para acesso a atividade de recreação e lazer, ausente
Capacidade para executar atividade de lazer, prejudicada	Capacidade para executar atividade de lazer, adequada
	Capacidade para executar atividade de lazer, melhorada
Capacidade para realizar atividades de recreação e lazer, limitada	Capacidade para realizar atividades de recreação e lazer, adequada
	Capacidade para realizar atividades de recreação e lazer, melhorada
Capaz de executar atividade recreacional	Capaz de executar atividade recreacional
Envolvimento com atividades de recreação e lazer, insuficiente	Envolvimento com atividades de recreação e lazer, adequado
	Envolvimento com atividades de recreação e lazer, melhorado
	Envolvimento com atividades de recreação e lazer, suficiente
Equipamento social para recreação e lazer, insuficiente	Equipamento social para recreação e lazer, adequado
	Equipamento social para recreação e lazer, suficiente
Falta de atividade lúdica	Atividade lúdica, suficiente
	Comportamento lúdico, adequado

(continua)

Diagnósticos de enfermagem	Resultados de enfermagem esperados / alcançados
Recreação e lazer, adequados	Recreação e lazer, adequados
Recurso material para recreação e lazer, insuficiente	Recurso material para recreação e lazer, adequado
	Recurso material para recreação e lazer, melhorado
	Recurso material para recreação e lazer, suficiente

Utilize os espaços abaixo para incluir **diagnósticos e resultados de enfermagem** que você utiliza em sua prática e não constam na relação apresentada.

Intervenções de enfermagem

- Encaminhar hipertensos e diabéticos para grupos de terceira idade
- Encaminhar para ludoterapia
- Encorajar pais a participarem da recreação junto à criança
- Encorajar participação em atividades recreativas
- Encorajar recreação conforme tolerância
- Explicar aos pais a importância da recreação e lazer para a promoção do desenvolvimento da criança
- Identificar equipamentos sociais comunitários para recreação e o lazer
- Incentivar a participação em atividades sociais junto a pessoas do mesmo grupo etário
- Motivar participação em atividades de recreação e lazer
- Oferecer atividades de diversão voltadas à redução da tensão
- Orientar o idoso no domicílio para sair, conversar com outras pessoas da comunidade
- Orientar sobre terapia recreacional
- Planejar uma rotina diária simples, com inclusão de atividades concretas de recreação e lazer
- Promover atividades de lazer para idosos e hipertensos
- Promover distração
- Promover terapia recreacional
- Proporcionar material recreativo adequado
- Proporcionar recreação no leito
- Providenciar ambiente com brinquedos acessíveis e compatíveis com a idade
- Reforçar envolvimento em atividades recreativas
- Viabilizar transporte para atividades de recreação e lazer

Utilize os espaços abaixo para incluir **intervenções** que você utiliza em sua prática e não constam na relação apresentada.

2.2.4 Necessidade de segurança emocional

É a necessidade do indivíduo de ter consciência e saber lidar com os próprios sentimentos e emoções, e de confiar nos sentimentos e emoções dos outros em relação a si, com o objetivo de sentir-se seguro emocionalmente.

Coleta de dados

Enfrentamento de situações ou problemas; estresse e modo de enfrentamento; eventos estressantes recentes; histórico de problemas emocionais; histórico de problemas mentais; mecanismos de adaptação ou defesa; percepção do entrevistador sobre o estado emocional da pessoa; perdas familiares recentes

Diagnósticos de enfermagem	Resultados de enfermagem esperados/alcançados
Ambivalência (especificar)	Ambivalência (especificar), ausente
	Ambivalência (especificar), diminuída
Ansiedade	Ansiedade, ausente
	Ansiedade, diminuída
Ansiedade relacionada à coleta de material para exames	Ansiedade relacionada à coleta de material para exames, ausente
	Ansiedade relacionada à coleta de material para exames, diminuída
Ansiedade relacionada à morte	Ansiedade relacionada à morte, ausente
	Ansiedade relacionada à morte, diminuída
Ansiedade relacionada a resultado de exames	Ansiedade relacionada a resultado de exames, ausente
	Ansiedade relacionada a resultado de exames, diminuída
Ansiedade relacionada ao estado de saúde atual	Ansiedade relacionada ao estado de saúde atual, ausente
	Ansiedade relacionada ao estado de saúde atual, diminuída
Condição de humor, negativa	Condição de humor, melhorada
	Condição de humor, positiva
Condição de humor, positiva	Condição de humor, positiva
Condição psicológica, eficaz	Condição psicológica, eficaz
Condição psicológica, prejudicada	Condição psicológica, eficaz
	Condição psicológica, melhorada
Controle da raiva	Controle da raiva, adequado
	Controle da raiva, melhorado
Equilíbrio de humor	Equilíbrio de humor
Emoção, negativa	Emoção, positiva

(continua)

Diagnósticos de enfermagem	Resultados de enfermagem esperados/alcançados
Estado depressivo	Estado depressivo, ausente
	Estado depressivo, diminuído
Estado depressivo pós-parto	Estado depressivo pós-parto, ausente
	Estado depressivo pós-parto, diminuído
Estresse	Estresse, diminuído
Estresse do cuidador	Estresse do cuidador, ausente
	Estresse do cuidador, diminuído
Estresse dos pais	Estresse dos pais, ausente
	Estresse dos pais, diminuído
Estresse por mudança (ou transferência) do ambiente	Estresse por mudança (ou transferência) do ambiente, ausente
	Estresse por mudança (ou transferência) do ambiente, diminuído
Euforia, ausente	Euforia, ausente
Euforia, positiva	Euforia, positiva
Euforia, negativa	Euforia, ausente
	Euforia, positiva
Humor deprimido	Humor deprimido, ausente
	Humor deprimido, diminuído
Humor deprimido no período pós-parto	Humor deprimido no período pós-parto, ausente
	Humor deprimido no período pós-parto, diminuído
Humor, lábil	Equilíbrio do humor
	Humor lábil, ausente
Ideação suicida	Ideação suicida, ausente
Impotência	Energia, restabelecida
	Impotência, diminuída
Inquietação	Inquietação, ausente
	Inquietação, diminuída
Medo (especificar fonte)	Medo (especificar fonte), ausente
	Medo (especificar fonte), diminuído
Medo da morte	Medo da morte, ausente
Medo de abandono	Medo de abandono, ausente
Medo de contágio	Medo de contágio, ausente

(continua)

Diagnósticos de enfermagem	Resultados de enfermagem esperados/alcançados
Medo de efeitos colaterais da medicação	Medo de efeitos colaterais da medicação, ausente
Medo de representar uma carga para os outros	Medo de representar uma carga para os outros, ausente
Pesadelo	Pesadelo, ausente
Potencial para esperança, aumentado	Esperança, aumentada
	Esperança, restabelecida
Problema emocional	Problema emocional, diminuído
	Problema emocional, ausente
Processo de luto	Processo de luto, funcional
Processo de luto, antecipado	Processo de luto, funcional
Processo de luto, disfuncional	Processo de luto, funcional
Processo de luto familiar	Processo de luto familiar, funcional
Raiva	Raiva, controlada
Resposta ao trauma	Resposta ao trauma, adequada
Resposta ao trauma do estupro	Resposta ao trauma do estupro, adequada
	Resposta ao trauma do estupro, melhorada
Resposta pós-trauma	Resposta pós-trauma, adequada
Resposta pós-trauma do estupro	Resposta pós-trauma do estupro, adequada
	Resposta pós-trauma do estupro, melhorada
Risco de condição psicossocial, prejudicada	Condição psicossocial, adequada
	Risco de condição psicossocial prejudicada, ausente
Risco de estresse do cuidador	Risco de estresse do cuidador, ausente
Risco de estresse por mudança de ambiente	Risco de estresse por mudança de ambiente, ausente
Risco de humor deprimido no período pós-parto	Risco de humor deprimido no período pós-parto, ausente
Risco de humor deprimido	Risco de humor deprimido, ausente
Risco de processo de luto familiar, disfuncional	Risco de processo de luto familiar disfuncional, ausente
Risco de processo de luto, disfuncional	Risco de processo de luto disfuncional, ausente
Risco de resposta pós-trauma, disfuncional	Risco de resposta pós-trauma disfuncional, ausente
Risco de pesar, disfuncional	Pesar, funcional
	Risco de pesar disfuncional, ausente
Risco de sentimento de impotência	Energia, restabelecida
	Risco de sentimento de impotência, ausente

(continua)

Diagnósticos de enfermagem	Resultados de enfermagem esperados/alcançados
Risco de síndrome pós-trauma	Resposta pós-trauma, adequada
	Risco de síndrome pós-trauma, ausente
Sentimento de estigmatização	Sentimento de adequação social
	Sentimento de estigmatização, ausente
Sentimento de impotência	Energia, restabelecida
	Sentimento de impotência, ausente
Sentimento de impotência da mulher em situação de violência	Sentimento de impotência da mulher em situação de violência, ausente
	Sentimento de impotência da mulher em situação de violência, diminuído
Síndrome do trauma de estupro	Resposta pós-trauma de estupro, melhorada
Síndrome pós-trauma	Síndrome pós-trauma, melhorada
Sobrecarga de estresse	Sobrecarga de estresse, diminuída
Sofrimento	Sofrimento, diminuído
Tristeza	Tristeza, diminuída
Tristeza crônica	Tristeza crônica, diminuída
Vergonha	Vergonha, diminuída

Utilize os espaços abaixo para incluir **diagnósticos e resultados de enfermagem** que você utiliza em sua prática e não constam na relação apresentada.

Intervenções de enfermagem

- Acalmar conflitos entre pessoa e serviço de saúde
- Acalmar mãe/cuidador(a)
- Acalmar pessoa para a consulta
- Aconselhar pessoa
- Aconselhar sobre esperança
- Aconselhar sobre medos
- Ajudar cuidador/família a compreender que o sentimento de culpa é uma reação natural
- Ajudar pessoa a identificar situações de ansiedade
- Aliviar a ansiedade da mulher
- Aliviar a tensão da pessoa
- Amparar mulheres mastectomizadas

- Apoiar a família na resolução de problemas
- Apoiar adolescente gestante em suas dificuldades de relacionamento familiar
- Apoiar condição psicológica
- Apoiar cuidador/família ao longo do processo de pesar
- Apoiar emocionalmente a criança durante tratamento
- Apoiar emocionalmente a gestante de risco
- Apoiar emocionalmente a pessoa em suas necessidades, para diminuir sua ansiedade
- Apoiar emocionalmente a pessoa que chora
- Apoiar estado psicológico
- Apoiar famílias com pessoas em fase terminal
- Apoiar o uso de mecanismos de defesa apropriados
- Apoiar pessoa durante a avaliação da fertilidade
- Apoiar pessoa em suas necessidades
- Apoiar pessoa na resolução de suas dúvidas em relação ao atendimento recebido
- Apoiar pessoa/família
- Apoiar pessoas com problemas de saúde: meningite, Aids, câncer
- Apoiar processo de expressão do luto
- Apoiar processo de luto da família
- Apoiar processo de morrer digno
- Apoiar processo familiar de expressão do luto
- Apoiar puérpera para aliviar estresse
- Assistir a pessoa agonizante
- Auxiliar na identificação de aspectos positivos
- Auxiliar no controle da raiva
- Auxiliar pessoa a aceitar dependência de outros
- Auxiliar pessoa na identificação de um sistema de apoio
- Auxiliar pessoa na utilização de métodos alternativos de enfrentamento de estresse
- Auxiliar pessoa no reconhecimento dos sentimentos, como ansiedade, raiva ou tristeza
- Avaliar atitude em relação à doença
- Avaliar comportamento indicador de ansiedade
- Avaliar enfrentamento
- Avaliar estresse do cuidador
- Avaliar medo
- Avaliar negação
- Buscar maior proximidade com a pessoa/cliente
- Comprometer-se com a pessoa
- Comunicar comportamento indicador de ansiedade
- Comunicar comportamentos indicativos de alucinações
- Dar atenção à pessoa
- Desenvolver uma relação de apoio com a pessoa
- Discutir com família cuidados pós-morte
- Encaminhar para terapia de grupo de apoio
- Encorajar cuidador/família a verbalizar sentimentos e dificuldades
- Encorajar domínio gradativo da situação
- Encorajar mãe a solicitar auxílio nas primeiras mamadas
- Encorajar a pessoa a explicitar suas dificuldades e problemas para os médicos
- Encorajar verbalização de sentimentos, percepções e medos
- Escutar preocupações da pessoa
- Estabelecer relação de confiança com a clientela
- Estabelecer relação de proximidade com a clientela
- Estabelecer relacionamento interpessoal efetivo com a clientela
- Estabelecer relacionamento interpessoal efetivo com as famílias da área de abrangência da Unidade de Saúde
- Estabelecer um processo de empatia com a pessoa
- Estabelecer vínculo com a família da pessoa
- Estabelecer vínculo com mãe de recém-nascido de risco
- Estabelecer vínculo com o usuário
- Evitar discutir ou barganhar com pessoa
- Executar cuidados pós-morte
- Facilitar capacidade para falar sobre o processo de morrer
- Facilitar controle de impulso
- Facilitar processo de luto
- Fazer rastreamento (*screening*) de humor deprimido
- Gerenciar ansiedade
- Gerenciar emoção negativa
- Gerenciar humor
- Gerenciar resposta à situação negativa
- Identificar condição psicossocial
- Identificar estado psicológico
- Identificar quando o nível de ansiedade se modifica
- Intermediar as relações entre serviços de saúde, escola e família
- Intermediar as relações pessoa/médico
- Intermediar conflitos com a clientela na sala de vacina

- Intermediar conflitos de relacionamento profissional/cliente
- Intermediar conflitos entre empresa de medicina de grupo e clientela
- Intermediar conflitos entre pessoal de saúde e clientela
- Intermediar relações conflituosas entre médico e pessoa
- Intermediar relações conflituosas médico/clientela
- Monitorar adaptação psicossocial da pessoa/família
- Monitorar estado psicológico
- Monitorar estado emocional da pessoa
- Monitorar sintomas de depressão pós-parto
- Obter dados sobre aceitação da condição de saúde
- Obter dados sobre ansiedade
- Obter dados sobre apoio emocional
- Obter dados sobre atitude em relação à condição de saúde
- Obter dados sobre atitude em relação à doença
- Obter dados sobre capacidade para gerenciar estresse
- Obter dados sobre condição psicológica
- Obter dados sobre disposição (ou prontidão) para revelação (ou exposição) da condição de saúde
- Obter dados sobre estresse do cuidador
- Obter dados sobre eventos estressantes recentes
- Obter dados sobre humor
- Obter dados sobre humor deprimido
- Obter dados sobre medo
- Obter dados sobre medo da morte
- Obter dados sobre modo como reage a eventos estressantes
- Obter dados sobre negação
- Obter dados sobre nível de estresse
- Obter dados sobre processo de luto
- Obter dados sobre risco de humor deprimido, no período pós-parto
- Obter dados sobre tristeza
- Orientar sobre controle de impulso
- Orientar sobre manejo (controle) do estresse
- Promover condição psicológica positiva
- Promover confiança da pessoa no atendimento prestado
- Promover confiança da pessoa nos auxiliares de enfermagem
- Promover entrosamento mãe/filho durante o aleitamento materno
- Promover esperança
- Promover pessoa a expressar adequadamente seus sentimentos
- Proporcionar apoio psicológico
- Prover (proporcionar, fornecer) apoio emocional
- Prover (proporcionar, fornecer) orientação familiar antecipatória sobre processo de luto
- Reforçar controle de impulso
- Respeitar o luto
- Respeitar pessoa
- Respeitar pessoa em suas necessidades
- Solicitar à família objetos de valor afetivo
- Solicitar permanência do familiar ou acompanhante
- Solicitar presença de familiar
- Terapia de manejo (controle) da raiva
- Terapia do humor (ou do riso)
- Tranquilizar a família
- Tranquilizar a mãe/cuidador(a) sobre a saúde da criança
- Tranquilizar pessoa antes e durante a realização de procedimentos
- Tranquilizar pessoa

Utilize os espaços abaixo para incluir **intervenções** que você utiliza em sua prática e não constam na relação apresentada.

2.2.5 Necessidade de amor e aceitação

É a necessidade do indivíduo de ter sentimentos e emoções em relação às pessoas em geral, com o objetivo de ser aceito e integrado aos grupos, de ter amigos e família.

Coleta de dados

Desempenho de papéis familiares; rede de apoio familiar; rede de apoio social; vínculo familiar

Diagnósticos de enfermagem	Resultados de enfermagem esperados/alcançados
Apoio familiar, deficitário	Apoio familiar, adequado
	Apoio familiar, melhorado
Apoio familiar, inadequado	Apoio familiar, adequado
	Apoio familiar, melhorado
Apoio familiar, positivo	Apoio familiar, positivo
Apoio social, deficitário	Apoio social, adequado
	Apoio social, melhorado
Apoio social, eficaz	Apoio social, eficaz
Disposição para melhoria do vínculo familiar	Disposição para melhoria do vínculo familiar
	Vínculo familiar, adequado
	Vínculo familiar, melhorado
Estresse relacionado à maternidade/paternidade	Estresse relacionado à maternidade/paternidade, ausente
	Estresse relacionado à maternidade/paternidade, diminuído
Falta de apoio familiar	Apoio familiar, adequado
Falta de apoio social	Apoio social, adequado
Habilidade para demonstrar afeto, diminuída	Habilidade para demonstrar afeto, adequada
	Habilidade para demonstrar afeto, melhorada
Ligação afetiva cuidador-criança, eficaz	Ligação afetiva cuidador-criança, eficaz
Ligação afetiva cuidador-criança, prejudicada	Ligação afetiva cuidador-criança, eficaz
	Ligação afetiva cuidador-criança, melhorada
Risco de ligação afetiva cuidador-criança, prejudicada	Ligação afetiva cuidador-criança, eficaz
	Risco de ligação afetiva cuidador-criança, prejudicada, ausente
Risco de ligação afetiva pais-criança, prejudicada	Ligação afetiva pais-criança, eficaz
	Risco de ligação afetiva pais-criança, prejudicada, ausente

(continua)

Diagnósticos de enfermagem	Resultados de enfermagem esperados/alcançados
Risco de vínculo pais-filhos, alterado	Risco de vínculo pais-filhos, alterado, ausente
	Vínculo pais-filhos, adequado
	Vínculo pais-filhos, melhorado
Vínculo mãe-filho, adequado	Vínculo mãe-filho, adequado
Vínculo mãe-filho, inadequado	Vínculo mãe-filho, adequado
	Vínculo mãe-filho, melhorado

Utilize os espaços abaixo para incluir **diagnósticos e resultados de enfermagem** que você utiliza em sua prática e não constam na relação apresentada.

Intervenções de enfermagem

- Aceitar expressões de emoção negativa do cuidador
- Ajudar os pais a compreender indícios comportamentais da criança
- Apoiar as mães/cuidadores de crianças com necessidades especiais para a aceitação do filho
- Auxiliar os pais na elaboração de plano de cuidado com a criança
- Avaliar interação pais-filhos
- Avaliar o ambiente domiciliar
- Demonstrar interações saudáveis com a criança
- Discutir adaptações na rotina familiar devido à inclusão de novo membro
- Discutir adaptações necessárias no ambiente domiciliar
- Encorajar convívio com amigos, família e pessoas com a mesma patologia
- Ensinar os pais a fornecer cuidados físicos à criança (tocar, trocar fraldas, segurar no colo, etc.)
- Facilitar o contato dos pais com fontes de apoio social
- Falar positivamente sobre a criança na frente dos pais
- Fornecer privacidade aos pais e crianças para promoção de vínculo
- Incentivar os pais a manter contato visual, acariciar e conversar com a criança
- Monitorar sinais de agressividade
- Obter dados sobre cuidador
- Obter dados sobre papéis familiares
- Parabenizar os pais quando demonstram indicadores de vínculo adequado
- Promover papel de cuidador
- Promover relacionamentos positivos
- Prover (proporcionar, fornecer) apoio social

Utilize os espaços abaixo para incluir **intervenções** que você utiliza em sua prática e não constam na relação apresentada.

2.2.6 Necessidade de autoestima, autoconfiança e autorrespeito

É a necessidade do indivíduo de sentir-se adequado para enfrentar os desafios da vida, de ter confiança em suas próprias ideias, de ter respeito por si próprio, de se valorizar, de se reconhecer merecedor de amor e felicidade, de não ter medo de expor suas ideias, desejos e necessidades, com o objetivo de obter controle sobre a própria vida, de sentir bem-estar psicológico e de perceber-se como centro vital da própria existência.

Coleta de dados

Aceitação de condição de saúde; aceitação de condição pessoal; autoimagem; confiança em si e nos outros; mecanismos de adaptação ou defesa; senso de valor pessoal

Diagnósticos de enfermagem	Resultados de enfermagem esperados/alcançados
Autoconceito, distorcido	Autoconceito, adequado
	Autoconceito, melhorado
Autoconceito, negativo	Autoconceito, melhorado
	Autoconceito, positivo
Autoconceito, positivo	Autoconceito, positivo
Autocontrole, adequado	Autocontrole, adequado
Autocontrole, aumentado	Autocontrole, adequado
Autoeficácia	Autoeficácia, adequada
Autoeficácia, adequada	Autoeficácia, adequada
Autoestima, adequada	Autoestima, adequada
Autoestima, positiva	Autoestima, positiva
Autoimagem, negativa	Autoimagem, melhorada
	Autoimagem, positiva
Autoimagem, positiva	Autoimagem, positiva
Automutilação	Automutilação, ausente
Autorrevelação (ou autoexposição), apropriada	Autorrevelação (ou autoexposição), apropriada
Autorrevelação (ou autoexposição), inapropriada	Autorrevelação (ou autoexposição), apropriada
Baixo autocontrole	Autocontrole, adequado
	Autocontrole, melhorado
Baixa autoeficácia	Autoeficácia, adequada
	Autoeficácia, aumentada
Baixa autoestima	Autoestima, adequada
	Autoestima, melhorada

(continua)

Diagnósticos de enfermagem	Resultados de enfermagem esperados/alcançados
Baixa autoestima crônica	Autoestima, adequada
	Autoestima, melhorada
Baixa autoestima situacional	Autoestima, adequada
	Autoestima, melhorada
Baixa confiança em si próprio	Confiança em si próprio, adequada
	Confiança em si próprio, melhorada
Baixa confiança nos outros	Confiança nos outros, adequada
	Confiança nos outros, melhorada
Bom humor	Bom humor, preservado
Estigma	Autoimagem, positiva
	Estigma, ausente
Falta de confiança	Confiança, restabelecida
Falta de confiança no prestador (ou provedor) de cuidados de saúde	Falta de confiança no prestador (ou provedor) de cuidados de saúde, melhorada
Falta de orgulho	Orgulho, positivo
Identidade pessoal, alterada	Identidade pessoal, adequada
	Identidade pessoal, melhorada
Identidade pessoal, perturbada	Identidade pessoal, adequada
	Identidade pessoal, positiva
Identidade pessoal, positiva	Identidade pessoal, positiva
Imagem corporal, distorcida	Imagem corporal, adequada
	Imagem corporal, melhorada
Imagem corporal, negativa	Imagem corporal, melhorada
	Imagem corporal, positiva
Imagem corporal, perturbada	Imagem corporal, adequada
	Imagem corporal, melhorada
Imagem corporal, positiva	Imagem corporal, positiva
Orgulho, positivo	Orgulho, positivo
Potencial para autoconceito, melhorado	Autoconceito, melhorado
	Potencial para autoconceito, melhorado
Potencial para autocontrole, melhorado	Autocontrole, melhorado
	Potencial para autocontrole, melhorado

(continua)

Diagnósticos de enfermagem	Resultados de enfermagem esperados/alcançados
Potencial para autoeficácia, melhorada	Autoeficácia, melhorada
	Potencial para autoeficácia, melhorada
Potencial para autoimagem, melhorada	Autoimagem, melhorada
	Potencial para autoimagem, melhorada
Risco de baixa autoestima situacional	Autoestima, adequada
	Risco de baixa autoestima situacional, ausente
Risco de dignidade, prejudicada	Dignidade, preservada
	Risco de dignidade prejudicada, ausente
Sofrimento moral	Sofrimento moral, ausente
	Sofrimento moral, melhorado
Suspeita	Suspeita, ausente

Utilize os espaços abaixo para incluir **diagnósticos e resultados de enfermagem** que você utiliza em sua prática e não constam na relação apresentada.

Intervenções de enfermagem

- Ajudar a pessoa a identificar atributos pessoais positivos e oportunidades possíveis
- Apoiar imagem corporal positiva
- Auxiliar na higiene e arrumação pessoal
- Auxiliar no estabelecimento de metas realistas
- Auxiliar pessoa a identificar os períodos de transição de papéis ao longo do ciclo da vida
- Auxiliar pessoa a identificar os vários papéis da vida
- Avaliar autoeficácia
- Discutir com pessoa as alterações físicas previsíveis
- Discutir com pessoa as mudanças na imagem corporal
- Encorajar o aumento da autoestima da pessoa
- Encorajar a pessoa a expressar percepções, sentimentos e medos
- Encorajar pensamento positivo
- Encorajar uso de adornos
- Encorajar uso de maquiagem
- Estabelecer limites para comportamentos problemáticos (agressão, falta de higiene, entre outros)
- Explicar o processo de recomposição da autoimagem
- Humanizar o atendimento à pessoa
- Identificar atitude em relação à dor
- Identificar atitude em relação ao cuidado
- Investigar características de alteração na autoconfiança
- Investigar características de alteração na autoestima
- Investigar características de alteração no autorrespeito
- Investigar significado da alteração da identidade pessoal e autoimagem
- Melhorar autoestima da pessoa
- Mobilizar sistemas de apoio social
- Monitorar o progresso no restabelecimento da autoestima

- Obter dados sobre autoestima
- Obter dados sobre autoimagem
- Obter dados sobre imagem corporal
- Permitir que a pessoa assuma, gradualmente, a responsabilidade pelo autocuidado
- Promover autoestima
- Promover interação social
- Promover o uso de estratégias de enfrentamento eficazes
- Referenciar para grupos de apoio terapêutico
- Reforçar aspectos positivos
- Reforçar autocuidado
- Reforçar decisões construtivas sobre necessidades de saúde
- Reforçar identidade pessoal
- Supervisionar autocuidado
- Tolerar sentimentos de dependência, pesar e hostilidade

Utilize os espaços abaixo para incluir **intervenções** que você utiliza em sua prática e não constam na relação apresentada.

2.2.7 Necessidade de liberdade e participação

É a necessidade que o indivíduo tem de agir conforme a sua própria determinação, dentro de uma sociedade organizada, respeitando os limites impostos por normas (sociais, culturais, legais) definidas. Em resumo, é o direito que cada um tem de concordar ou discordar, informar e ser informado, delimitar e ser delimitado, com o objetivo de ser livre e preservar sua autonomia.

Coleta de dados

Conhecimento de direitos e deveres; crenças de saúde; mecanismos de adaptação ou defesa; padrão comunitário de tomada de decisões; padrão familiar de tomada de decisões; padrão pessoal de tomada de decisões; participação no plano terapêutico; reação ao ambiente de cuidado

Diagnósticos de enfermagem	Resultados de enfermagem esperados/alcançados
Ajustamento, prejudicado	Ajustamento, eficaz
	Ajustamento, melhorado
	Capacidade para ajustar-se, preservada
Baixa iniciativa	Iniciativa, adequada
	Iniciativa, melhorada

(continua)

Diagnósticos de enfermagem	Resultados de enfermagem esperados/alcançados
Baixa volição	Volição, adequada
	Volição, melhorada
Capaz de ajustar-se	Capacidade para ajustar-se, preservada
Conflito de decisão	Conflito de decisão, diminuído
	Processo de tomada de decisão, adequado
Crença cultural, conflituosa	Crença cultural, adequada
Crença de saúde, conflituosa	Crença de saúde, adequada
Dificuldade de enfrentamento	Dificuldade de enfrentamento, ausente
	Processo de enfrentamento, adequado
Direito de cidadania, limitado (especificar em que aspecto)	Direito de cidadania (especificar em que aspecto)
Disposição (ou prontidão) para enfrentamento eficaz	Disposição (ou prontidão) para enfrentamento eficaz
Disposição (ou prontidão) para enfrentamento comunitário eficaz	Disposição (ou prontidão) para enfrentamento comunitário eficaz
Disposição (ou prontidão) para tomada de decisão eficaz	Disposição (ou prontidão) para tomada de decisão eficaz
Enfrentamento comunitário, eficaz	Enfrentamento comunitário, eficaz
Enfrentamento comunitário, ineficaz	Enfrentamento comunitário, eficaz
	Enfrentamento comunitário, melhorado
Enfrentamento comunitário, prejudicado	Enfrentamento comunitário, adequado
	Enfrentamento comunitário, melhorado
	Processo de enfrentamento comunitário, eficaz
Enfrentamento da dor	Enfrentamento da dor, eficaz
Enfrentamento de problemas, adequado	Enfrentamento de problemas, adequado
Enfrentamento de problemas, inadequado	Enfrentamento de problemas, adequado
	Enfrentamento de problemas, melhorado
Enfrentamento defensivo	Enfrentamento defensivo, diminuído
	Enfrentamento de problemas, adequado
Enfrentamento do cuidador, eficaz	Enfrentamento do cuidador, eficaz
Enfrentamento, eficaz	Enfrentamento, eficaz
Enfrentamento familiar, eficaz	Enfrentamento familiar, eficaz
Enfrentamento familiar, ineficaz	Enfrentamento familiar, eficaz
	Enfrentamento familiar, melhorado

(continua)

Diagnósticos de enfermagem	Resultados de enfermagem esperados/alcançados
Enfrentamento familiar, prejudicado	Enfrentamento familiar, eficaz
	Enfrentamento familiar, melhorado
	Processo de enfrentamento familiar, eficaz
Enfrentamento, ineficaz	Enfrentamento, eficaz
	Enfrentamento, melhorado
Falta de resiliência	Resiliência, eficaz
Negação (especificar)	Aceitação, eficaz (especificar)
	Negação, ausente (especificar)
Negação, ausente	Negação, ausente
Negação da gravidade da doença	Negação da gravidade da doença, ausente
Negação do estado de saúde	Aceitação do estado de saúde
	Negação do estado de saúde, ausente
Potencial para estratégia comunitária de resolução, melhorada	Enfrentamento comunitário, adequado
	Enfrentamento comunitário, eficaz
	Potencial para estratégia comunitária de resolução, melhorada
Potencial para enfrentamento, melhorado	Enfrentamento, adequado
	Enfrentamento, eficaz
	Potencial para enfrentamento, melhorado
Potencial para enfrentamento comunitário, melhorado	Enfrentamento comunitário, adequado
	Enfrentamento comunitário, eficaz
	Potencial para enfrentamento comunitário, melhorado
Potencial para enfrentamento familiar, melhorado	Enfrentamento familiar, adequado
	Enfrentamento familiar, eficaz
	Potencial para enfrentamento familiar, melhorado
Potencial para poder de decisão, aumentado	Poder de decisão, adequado
	Potencial para poder de decisão, aumentado
Potencial para processo de tomada de decisão, adequado	Processo de tomada de decisão, adequado
	Processo de tomada de decisão, melhorado
Potencial para processo de tomada de decisão, melhorado	Processo de tomada de decisão, adequado
	Potencial para processo de tomada de decisão, melhorado
Processo de tomada de decisão, inadequado	Processo de tomada de decisão, adequado
	Processo de tomada de decisão, melhorado

(continua)

Diagnósticos de enfermagem	Resultados de enfermagem esperados/alcançados
Qualidade de vida, eficaz	Qualidade de vida, eficaz
Resiliência, eficaz	Resiliência, eficaz
Resiliência, aumentada	Resiliência, eficaz
	Resiliência, melhorada
Resiliência, negativa	Resiliência, eficaz
	Resiliência, melhorada
Resiliência, prejudicada	Resiliência, eficaz
	Resiliência, melhorada
Risco de dificuldade com enfrentamento	Dificuldade com enfrentamento, ausente
	Risco de dificuldade com enfrentamento, ausente
	Processo de enfrentamento, eficaz
Risco de dignidade humana, prejudicada	Dignidade humana
	Risco de dignidade humana prejudicada, ausente
Risco de enfrentamento familiar, prejudicado	Processo de enfrentamento familiar, eficaz
	Risco de enfrentamento familiar prejudicado, ausente
	Risco de enfrentamento familiar prejudicado, diminuído
Risco de qualidade de vida, negativa	Qualidade de vida, eficaz
	Risco de qualidade de vida, negativa, ausente
Tomada de decisão, eficaz	Tomada de decisão, eficaz

Utilize os espaços abaixo para incluir **diagnósticos e resultados de enfermagem** que você utiliza em sua prática e não constam na relação apresentada.

Intervenções de enfermagem

- Advogar pela pessoa
- Apoiar capacidade para gerenciar o regime
- Apoiar comportamentos funcionais de enfrentamento
- Apoiar crenças
- Apoiar processo de tomada de decisão
- Apoiar processo familiar de enfrentamento
- Apoiar processo familiar de tomada de decisão
- Auxiliar família a avaliar seus comportamentos
- Auxiliar família a estabelecer metas de curto e longo prazo
- Auxiliar pessoa a desenvolver estratégias apropriadas para resolução de problemas
- Auxiliar pessoa na utilização de métodos alternativos de enfrentamento de estresse

- Avaliar crenças culturais
- Avaliar risco de automutilação
- Comunicar casos suspeitos de violência
- Discutir com a família o impacto dos comportamentos individuais
- Encaminhar para profissional de saúde (especificar)
- Encorajar afirmações positivas
- Encorajar expressão de percepções, sentimentos e medos
- Encorajar livre expressão dos sentimentos
- Encorajar processo de tomada de decisão (individual, familiar ou comunitário)
- Encorajar saída do leito
- Engajar a pessoa em atividades recreacionais não competitivas
- Ensinar ferramentas para automonitoramento (diário, plano de metas, etc.)
- Envolver a família no atendimento à pessoa
- Envolver-se no processo de tomada de decisão
- Estabelecer confiança
- Estabelecer contato visual antes de iniciar instruções
- Estabelecer *rapport* (relação de compreensão mútua)
- Evitar confronto de ideias
- Explicar direitos da pessoa
- Explicar necessidade de encaminhamento a outro profissional
- Facilitar capacidade para participar no planejamento do cuidado
- Gerenciar processo de enfrentamento, prejudicado
- Identificar atividades que eram gratificantes e que foram negligenciadas
- Identificar recursos comunitários e suas fontes
- Informar a família sobre equipamentos sociais para cuidado de idosos
- Investigar fatores determinantes e contribuintes
- Investigar grau de depressão
- Manejar (controlar) crise
- Monitorar enfrentamento familiar prejudicado
- Observar alteração de conduta
- Obter dados sobre capacidade para lidar com situações adversas
- Obter dados sobre conflito de decisão
- Obter dados sobre crenças culturais
- Obter dados sobre enfrentamento
- Obter dados sobre enfrentamento familiar
- Obter dados sobre expectativas
- Obter dados sobre tomada de decisão
- Orientar elaboração de plano terapêutico com inclusão de atividades relaxantes
- Planejar programas comunitários para enfrentamento de problemas específicos
- Promover ambiente terapêutico
- Promover comportamento de busca de saúde
- Promover enfrentamento eficaz
- Promover intermediação cultural
- Proteger crenças culturais
- Proteger direitos da pessoa
- Proteger prontuário e pertences da pessoa
- Prover (proporcionar, fornecer) agenda de medicação
- Prover (proporcionar, fornecer) caixa de pílulas
- Prover (proporcionar, fornecer) coordenação de cuidados de enfermagem
- Prover (proporcionar, fornecer) lista de medicação
- Prover caixa de pílulas com alarme de voz
- Providenciar visitas ao novo ambiente
- Reforçar definição de prioridades
- Respeitar o direito da pessoa de não ser vacinada
- Reunir membros da comunidade para determinar as necessidades de saúde
- Terapia de validação
- Usar técnica de entrevista motivacional

Utilize os espaços abaixo para incluir **intervenções** que você utiliza em sua prática e não constam na relação apresentada.	

2.2.8 Necessidade de educação para saúde e aprendizagem

É a necessidade do indivíduo de adquirir conhecimento e desenvolver habilidades cognitivas e psicomotoras com objetivo de adquirir comportamentos e hábitos saudáveis e responder a uma situação do processo saúde e doença, nova ou já conhecida.

Coleta de dados

Acesso a informação sobre cuidados com a saúde; capacidade para o autocuidado; conhecimento sobre o estado de saúde; habilidade para o autocuidado; situações que interferem na adesão ao plano terapêutico

Diagnósticos de enfermagem	Resultados de enfermagem esperados/alcançados
Acesso a recursos e informação para a saúde, insuficiente	Acesso a recursos e informação para a saúde, suficiente
	Acesso a recursos e informação para a saúde, melhorado
Analfabetismo	Alfabetização, eficaz
	Alfabetização, iniciada
Capacidade de aprendizagem, limitada	Capacidade de aprendizagem, adequada
	Capacidade de aprendizagem, melhorada
Cognição, alterada	Cognição, adequada
	Cognição, melhorada
Conhecimento, adequado	Conhecimento, adequado
Conhecimento da família sobre doença, adequado	Conhecimento da família sobre doença, adequado
Conhecimento sobre abuso de álcool, adequado	Conhecimento sobre abuso de álcool, adequado
Conhecimento sobre abuso de drogas, adequado	Conhecimento sobre abuso de drogas, adequado
Conhecimento sobre alimentação infantil, adequado	Conhecimento sobre alimentação infantil, adequado
Conhecimento sobre analgesia controlada pela pessoa, adequado	Conhecimento sobre analgesia controlada pela pessoa, adequado
Conhecimento sobre aspectos de saúde (especificar aspecto), insuficiente	Conhecimento sobre aspectos de saúde (especificar aspecto), adequado
	Conhecimento sobre aspectos de saúde (especificar aspecto), melhorado
Conhecimento sobre atividade física, adequado	Conhecimento sobre atividade física, adequado
Conhecimento sobre atividade física, insuficiente	Conhecimento sobre atividade física, adequado
	Conhecimento sobre atividade física, melhorado

(continua)

Diagnósticos de enfermagem	Resultados de enfermagem esperados/alcançados
Conhecimento sobre comportamento sexual, adequado	Conhecimento sobre comportamento sexual, adequado
Conhecimento sobre contracepção, adequado	Conhecimento sobre contracepção, adequado
Conhecimento sobre cuidados com bebê (ou lactente), adequado	Conhecimento sobre cuidados com bebê (ou lactente), adequado
Conhecimento sobre cuidados com ferida, adequado	Conhecimento sobre cuidados com ferida, adequado
Conhecimento sobre desenvolvimento fetal, adequado	Conhecimento sobre desenvolvimento fetal, adequado
Conhecimento sobre doença, adequado	Conhecimento sobre doença, adequado
Conhecimento sobre estado de saúde atual, adequado	Conhecimento sobre estado de saúde atual, adequado
Conhecimento sobre estado de saúde atual, insuficiente	Conhecimento sobre estado de saúde atual, adequado
	Conhecimento sobre estado de saúde atual, melhorado
Conhecimento sobre exercício físico, adequado	Conhecimento sobre exercício físico, adequado
Conhecimento sobre gestação (gravidez), adequado	Conhecimento sobre gestação (gravidez), adequado
Conhecimento sobre higiene oral (ou bucal), adequado	Conhecimento sobre higiene oral (ou bucal), adequado
Conhecimento sobre manejo (controle) da dor, adequado	Conhecimento sobre manejo (controle) da dor, adequado
Conhecimento sobre medicação, adequado	Conhecimento sobre medicação, adequado
Conhecimento sobre medida de segurança, insuficiente	Conhecimento sobre medida de segurança, adequado
	Conhecimento sobre medida de segurança, melhorado
Conhecimento sobre medidas de prevenção de doenças e agravos, adequado	Conhecimento sobre medidas de prevenção de doenças e agravos, adequado
Conhecimento sobre medidas de prevenção de doenças e agravos, insuficiente	Conhecimento sobre medidas de prevenção de doenças e agravos, adequado
	Conhecimento sobre medidas de prevenção de doenças e agravos, melhorado
Conhecimento sobre medidas de promoção da saúde, adequado	Conhecimento sobre medidas de promoção da saúde, adequado
Conhecimento sobre medidas de promoção da saúde, insuficiente	Conhecimento sobre medidas de promoção da saúde, adequado
	Conhecimento sobre medidas de promoção da saúde, melhorado

(continua)

Diagnósticos de enfermagem	Resultados de enfermagem esperados/alcançados
Conhecimento sobre medidas de segurança, adequado	Conhecimento sobre medidas de segurança, adequado
Conhecimento sobre parentalidade, adequado	Conhecimento sobre parentalidade, adequado
Conhecimento sobre parto (ou nascimento), adequado	Conhecimento sobre parto (ou nascimento), adequado
Conhecimento sobre prevenção de complicações, adequado	Conhecimento sobre prevenção de complicações, adequado
Conhecimento sobre prevenção de complicações, insuficiente	Conhecimento sobre prevenção de complicações, adequado
	Conhecimento sobre prevenção de complicações, melhorado
Conhecimento sobre prevenção de quedas, adequado	Conhecimento sobre prevenção de quedas, adequado
Conhecimento sobre processo de mudança de comportamento, adequado	Conhecimento sobre processo de mudança de comportamento, adequado
Conhecimento sobre processo patológico, adequado	Conhecimento sobre processo patológico, adequado
Conhecimento sobre processo patológico, insuficiente	Conhecimento sobre processo patológico, adequado
	Conhecimento sobre processo patológico, melhorado
Conhecimento sobre regime dietético, adequado	Conhecimento sobre regime dietético, adequado
Conhecimento sobre regime dietético, insuficiente	Conhecimento sobre regime dietético, adequado
	Conhecimento sobre regime dietético, melhorado
Conhecimento sobre regime medicamentoso, adequado	Conhecimento sobre regime medicamentoso, adequado
Conhecimento sobre regime medicamentoso, insuficiente	Conhecimento sobre regime medicamentoso, adequado
	Conhecimento sobre regime medicamentoso, melhorado
Conhecimento sobre regime terapêutico, adequado	Conhecimento sobre regime terapêutico, adequado
Conhecimento sobre regime terapêutico, insuficiente	Conhecimento sobre regime terapêutico, adequado
	Conhecimento sobre regime terapêutico, melhorado
Conhecimento sobre resposta ao procedimento, adequado	Conhecimento sobre resposta ao procedimento, adequado
Conhecimento sobre resposta psicossocial ao procedimento, adequado	Conhecimento sobre resposta psicossocial ao procedimento, adequado
Conhecimento sobre serviços comunitários, adequado	Conhecimento sobre serviços comunitários, adequado

(continua)

Diagnósticos de enfermagem	Resultados de enfermagem esperados/alcançados
Conhecimento sobre terapia física, adequado	Conhecimento sobre terapia física, adequado
Conhecimento sobre terapia tradicional, adequado	Conhecimento sobre terapia tradicional, adequado
Conhecimento sobre teste diagnóstico, adequado	Conhecimento sobre teste diagnóstico, adequado
Conhecimento sobre teste diagnóstico, insuficiente	Conhecimento sobre teste diagnóstico, adequado
	Conhecimento sobre teste diagnóstico, melhorado
Conhecimento sobre uso de dispositivo terapêutico inalatório, insuficiente	Conhecimento sobre uso de dispositivo terapêutico inalatório, adequado
	Conhecimento sobre uso de dispositivo terapêutico inalatório, melhorado
Disposição (ou prontidão) para aprender	Disposição (ou prontidão) para aprender, eficaz
Falta de conhecimento sobre alimentação infantil	Conhecimento sobre alimentação infantil, adequado
	Conhecimento sobre alimentação infantil, melhorado
Falta de conhecimento sobre amamentação	Conhecimento sobre amamentação, adequado
	Conhecimento sobre amamentação, melhorado
Falta de conhecimento sobre analgesia controlada pela pessoa	Conhecimento sobre analgesia controlada pela pessoa, adequado
	Conhecimento sobre analgesia controlada pela pessoa, melhorado
Falta de conhecimento sobre comportamento sexual	Conhecimento sobre comportamento sexual, adequado
	Conhecimento sobre comportamento sexual, melhorado
Falta de conhecimento sobre contracepção	Conhecimento sobre contracepção, adequado
	Conhecimento sobre contracepção, melhorado
Falta de conhecimento sobre cuidados com bebê (ou lactente)	Conhecimento sobre cuidados com bebê (ou lactente), adequado
	Conhecimento sobre cuidados com bebê (ou lactente), melhorado
Falta de conhecimento sobre desenvolvimento fetal	Conhecimento sobre desenvolvimento fetal, adequado
	Conhecimento sobre desenvolvimento fetal, melhorado
Falta de conhecimento sobre desenvolvimento infantil	Conhecimento sobre desenvolvimento infantil, adequado
	Conhecimento sobre desenvolvimento infantil, melhorado
Falta de conhecimento sobre diálise peritoneal	Conhecimento sobre diálise peritoneal, adequado
	Conhecimento sobre diálise peritoneal, melhorado
Falta de conhecimento sobre processo patológico	Conhecimento sobre processo patológico, adequado
	Conhecimento sobre processo patológico, melhorado

(continua)

Diagnósticos de enfermagem	Resultados de enfermagem esperados/alcançados
Falta de conhecimento sobre exercício físico	Conhecimento sobre regime de exercício físico, adequado
	Conhecimento sobre regime de exercício físico, melhorado
Falta de conhecimento sobre gestação (ou gravidez)	Conhecimento sobre gestação (ou gravidez), adequado
	Conhecimento sobre gestação (ou gravidez), melhorado
Falta de conhecimento sobre higiene oral (ou bucal)	Conhecimento sobre higiene oral (ou bucal), adequado
	Conhecimento sobre higiene oral (ou bucal), melhorado
Falta de conhecimento sobre manejo (controle) da dor	Conhecimento sobre manejo (controle) da dor, adequado
	Conhecimento sobre manejo (controle) da dor, melhorado
Falta de conhecimento sobre medicação	Conhecimento sobre medicação, adequado
	Conhecimento sobre medicação, melhorado
Falta de conhecimento sobre medida de segurança	Conhecimento sobre medida de segurança, adequado
	Conhecimento sobre medida de segurança, melhorado
Falta de conhecimento sobre parentalidade	Conhecimento sobre parentalidade, adequado
	Conhecimento sobre parentalidade, melhorado
Falta de conhecimento sobre parto (ou nascimento)	Conhecimento sobre parto (ou nascimento), adequado
	Conhecimento sobre parto (ou nascimento), melhorado
Falta de conhecimento sobre prevenção de quedas	Conhecimento sobre prevenção de quedas, adequado
	Conhecimento sobre prevenção de quedas, melhorado
Falta de conhecimento sobre processo de mudança de comportamento	Conhecimento sobre processo de mudança de comportamento, adequado
	Conhecimento sobre processo de mudança de comportamento, melhorado
Falta de conhecimento sobre regime de líquidos	Conhecimento sobre regime de líquidos, adequado
	Conhecimento sobre regime de líquidos, melhorado
Falta de conhecimento sobre regime dietético	Conhecimento sobre regime dietético, adequado
	Conhecimento sobre regime dietético, melhorado
Falta de conhecimento sobre regime medicamentoso	Conhecimento sobre regime medicamentoso, adequado
	Conhecimento sobre regime medicamentoso, melhorado
Falta de conhecimento sobre regime terapêutico	Conhecimento sobre regime terapêutico, adequado
	Conhecimento sobre regime terapêutico, melhorado

(continua)

Diagnósticos de enfermagem	Resultados de enfermagem esperados/alcançados
Falta de conhecimento sobre saúde durante viagem (ou sobre saúde do viajante)	Conhecimento sobre saúde durante viagem (ou sobre saúde do viajante), adequado
	Conhecimento sobre saúde durante viagem (ou sobre saúde do viajante), melhorado
Falta de conhecimento sobre serviços comunitários	Conhecimento sobre serviços comunitários, adequado
	Conhecimento sobre serviços comunitários, melhorado
Falta de conhecimento sobre terapia física	Conhecimento sobre terapia física, adequado
	Conhecimento sobre terapia física, melhorado
Falta de conhecimento sobre terapia tradicional	Conhecimento sobre terapia tradicional, adequado
	Conhecimento sobre terapia tradicional, melhorado
Falta de conhecimento sobre teste diagnóstico	Conhecimento sobre teste diagnóstico, adequado
	Conhecimento sobre teste diagnóstico, melhorado
Habilidade para cuidados com o estoma, adequada	Habilidade para cuidados com o estoma, adequada
Habilidade para cuidados com o estoma, inadequada	Habilidade para cuidados com o estoma, adequada
	Habilidade para cuidados com o estoma, melhorada
Habilidade psicomotora para realização de procedimentos de autocuidado terapêutico, adequada	Habilidade psicomotora para realização de procedimentos de autocuidado terapêutico, adequada
Habilidade psicomotora para realização de procedimentos de autocuidado terapêutico, inadequada	Habilidade psicomotora para realização de procedimentos de autocuidado terapêutico, adequada
	Habilidade psicomotora para realização de procedimentos de autocuidado terapêutico, melhorada
Pensamento abstrato, prejudicado	Pensamento abstrato, adequado
	Pensamento abstrato, melhorado
Potencial para conhecimento sobre aspectos de saúde (especificar aspecto), melhorado	Conhecimento sobre aspectos de saúde, adequado (especificar aspecto)
	Conhecimento sobre aspectos de saúde, melhorado (especificar aspecto)
Problema de literacia	Literacia, melhorada
	Problema de literacia, ausente
Risco de desempenho escolar, prejudicado	Desempenho escolar, adequado
	Risco de desempenho escolar prejudicado, ausente
	Risco de desempenho escolar prejudicado, diminuído

(continua)

Diagnósticos de enfermagem	Resultados de enfermagem esperados/alcançados
Taxa de analfabetismo, baixa	Taxa de analfabetismo, baixa
Taxa de analfabetismo, elevada	Taxa de analfabetismo, baixa

Utilize os espaços abaixo para incluir **diagnósticos e resultados de enfermagem** que você utiliza em sua prática e não constam na relação apresentada.

Intervenções de enfermagem

- Aconselhar pessoa acerca das mudanças na sexualidade durante a gestação
- Aconselhar revisão odontológica antes da gravidez
- Adaptar instrução ao nível de conhecimento e compreensão da pessoa/família
- Ajudar pessoa a identificar informações que tem mais interesse em obter
- Auxiliar cuidador/família a adquirir conhecimentos e habilidades para manter cuidados da pessoa
- Auxiliar mãe durante amamentação da criança
- Auxiliar na identificação de efeitos negativos da dependência química sobre a saúde e família
- Auxiliar pessoa a interpretar os níveis de glicose sanguínea
- Avaliar a demonstração do cuidado orientado
- Avaliar atitude em relação ao regime terapêutico
- Avaliar barreiras para adesão ao tratamento
- Avaliar capacidade de aprendizagem
- Avaliar conhecimento
- Avaliar conhecimento da pessoa/casal quanto aos métodos contraceptivos
- Avaliar conhecimento sobre cuidado e cicatrização de feridas
- Avaliar nível de conhecimento da pessoa/familiar relacionado ao processo de doença específico
- Avaliar resposta à orientação
- Avaliar resposta psicossocial à instrução
- Avaliar resposta psicossocial à instrução sobre medicação
- Avaliar resposta psicossocial à orientação sobre dor
- Avaliar resposta psicossocial à orientação sobre ferida
- Avaliar resposta psicossocial à orientação sobre medicação
- Avaliar resposta psicossocial à orientação sobre nutrição
- Avaliar resposta psicossocial ao plano de cuidados
- Avaliar resposta psicossocial às orientações
- Avaliar resposta psicossocial às orientações sobre exercícios
- Averiguar a compreensão da mãe/cuidador(a) sobre orientação dada
- Averiguar a compreensão da pessoa acerca da orientação dada
- Averiguar se o portador de hanseníase que apresenta reação está fazendo uso correto do corticoide
- Capacitar os escolares em primeiros socorros
- Capacitar professores e alunos para receberem alunos com diabetes
- Capacitar professores e trabalhadores da escola quanto ao reconhecimento e controle de doenças transmissíveis
- Colaborar no início da analgesia controlada pela pessoa
- Confirmar compreensão do cuidador/família em relação aos cuidados pós-alta
- Conscientizar a população

- Conscientizar mães/cuidadores sobre a importância de amamentar a criança até o 1º ano de vida
- Conversar com a pessoa sobre o autocuidado da mama
- Conversar com os trabalhadores sobre doenças transmissíveis
- Conversar com profissionais do sexo sobre medidas preventivas de agravos à saúde
- Dar aula para gestantes com material audiovisual
- Dar aula sobre saúde para escolares
- Dar aulas de educação sexual
- Demonstrar administração de medicação
- Demonstrar administração de medicamentos
- Demonstrar medidas preventivas de queda
- Demonstrar preparo e aplicação da insulina
- Demonstrar técnica de autoexame de mamas
- Demonstrar técnica de injeção subcutânea
- Demonstrar técnicas de relaxamento
- Descrever processo da doença
- Descrever sinais e sintomas comuns ao problema
- Desenvolver ações de planejamento familiar
- Desenvolver atividades de educação em saúde em escolas e creches
- Desenvolver atividades de educação em saúde na comunidade
- Desenvolver atividades de educação em saúde
- Desenvolver atividades educativas através do teatro no controle da dengue e cólera em espaços públicos
- Desenvolver atividades educativas em escolas/cursos
- Desenvolver atividades educativas junto às mulheres sobre aleitamento materno
- Desenvolver atividades educativas através de oficinas com grupos de adolescentes sobre identidade cultural, sexualidade, IST, drogas, construção da cidadania
- Desenvolver atividades em Centros de Juventude e em abrigos para população de rua
- Desenvolver educação em saúde com ênfase nos cuidados com o lixo
- Desenvolver sessões educativas semanais para hipertensos e diabéticos
- Desenvolver trabalho coletivo com crianças
- Desenvolver trabalho coletivo com gestantes
- Despertar o interesse da mãe/cuidador(a) para a importância do acompanhamento do crescimento e desenvolvimento
- Determinar nível de conhecimento do cuidador/família
- Discutir com pessoa programa de atividades físicas
- Discutir conteúdo de filmes educativos com as pessoas
- Discutir fatores relacionados à gravidez não planejada
- Educar em saúde
- Educar para o autocuidado
- Elaborar programação educativa para adolescentes com a participação deles
- Encorajar a adesão da pessoa ao tratamento
- Encorajar a participação comunitária nas atividades de educação em saúde
- Encorajar as gestantes a fazer pré-natal
- Encorajar mudanças de hábitos
- Encorajar pessoa a comparecer à Unidade de Saúde
- Encorajar pessoa/família a buscar informações
- Encorajar pai/mãe a frequentar aulas do pré-natal
- Encorajar relato de experiências nos grupos de atenção à mulher
- Ensinar a colocar membros inferiores elevados
- Ensinar a evitar calosidades e deformidades
- Ensinar a evitar edemas
- Ensinar a mãe/cuidador(a) técnicas de estimulação para desenvolver coordenação motora
- Ensinar a tratar a água com hipoclorito de sódio
- Ensinar a usar luvas infladas na região sacral
- Ensinar a usar luvas infladas no calcanhar
- Ensinar à pessoa os sinais e sintomas de infecção do trato urinário
- Ensinar as gestantes a fazer exercícios de relaxamento
- Ensinar autocateterismo
- Ensinar cuidados com membros inferiores
- Ensinar cuidados higiênicos à família
- Ensinar enfaixamento de membros inferiores
- Ensinar espirometria aos pais de crianças em crise respiratória
- Ensinar mãe a amamentar
- Ensinar mãe/cuidador(a) a fazer o soro de reidratação
- Ensinar a pessoa a diluir o medicamento
- Ensinar a pessoa a fazer automassagem
- Ensinar ordenha mamária
- Ensinar pessoa a lavar ferimento (esfregar, lavar ferida com água corrente, tirar pele necrosada utilizando gaze)
- Ensinar técnicas de adaptação
- Ensinar técnicas de adaptação para pessoa com deficiência sensorial
- Ensinar técnicas de relaxamento

- Ensinar uso apropriado de muletas, andador, bengala, prótese
- Esclarecer a situação
- Esclarecer dúvidas de clientes diabéticos
- Esclarecer dúvidas quanto à anatomia e fisiologia do aparelho reprodutor
- Esclarecer dúvidas quanto a métodos contraceptivos
- Esclarecer dúvidas quanto à prevenção de câncer de mama, ginecológico e de próstata
- Esclarecer dúvidas sobre amamentação
- Esclarecer mãe/cuidador(a) sobre a rotina do serviço e do Programa de Puericultura
- Esclarecer natureza da fadiga
- Esclarecer propósitos da monitorização fetal
- Estimular reflexão da pessoa, após contenção, sobre experiência vivida (*debriefing*)
- Evitar discutir ou barganhar com a pessoa
- Executar ações de educação em saúde junto a gestantes portadoras de Aids
- Executar ações do Programa de Planejamento Familiar
- Executar atividades de educação em saúde
- Explicar à mãe/cuidador(a) a necessidade de vacina em caso de ferimento
- Explicar a reação da vacina às mães/cuidadores
- Explicar a técnica (procedimentos de enfermagem) do exame a ser realizado
- Explicar ao cliente (diabético/hipertenso) o trabalho da equipe multiprofissional
- Explicar ao cliente a necessidade de prescrição médica para nebulização
- Explicar à pessoa a indicação de medicação prescrita
- Explicar à pessoa a razão da espera
- Explicar à pessoa a razão da necessidade do descanso antes da verificação da pressão arterial
- Explicar à pessoa como tomar o medicamento
- Explicar à pessoa a etiologia dos sintomas
- Explicar à pessoa a importância da prevenção de complicações
- Explicar à pessoa os problemas decorrentes da interrupção do tratamento
- Explicar à pessoa/familiar que a sensação de cansaço é sintoma da doença
- Explicar causa do problema
- Explicar ciclo reprodutivo feminino à pessoa
- Explicar direito da pessoa
- Explicar importância da dieta para hipertensos e diabéticos
- Explicar importância do repouso para hipertensos e diabéticos
- Explicar métodos contraceptivos
- Explicar ocorrência ou episódio
- Explicar procedimentos, inclusive sensações que a pessoa poderá ter
- Explicar previamente os procedimentos
- Explicar procedimentos de enfermagem às pessoas
- Explicar responsabilidades à pessoa/família
- Explicar uso do preservativo
- Fazer dinâmicas de grupo com adolescentes
- Fazer educação para a saúde para mães/cuidadores de crianças menores de 1 ano
- Fazer orientação de enfermagem de acordo com a idade da criança
- Fazer orientação em grupos
- Fazer orientação individual de planejamento familiar
- Fazer orientação individual para pessoas
- Fazer palestras mensais para mães/cuidadores de crianças inscritas no programa de puericultura
- Fazer palestra para clientes hipertensos ou em risco de pressão alta
- Fazer palestra para os pais sobre a importância do teste do pezinho
- Fazer palestra para pessoas com diabetes
- Fazer palestra sobre aleitamento materno
- Fazer palestra sobre planejamento familiar
- Fazer palestra sobre planejamento familiar para adolescentes
- Fazer palestras de educação em saúde utilizando recursos visuais nas escolas
- Fazer palestras educativas para grupos de gestantes
- Fazer palestras educativas sobre o lixo e a coleta seletiva do lixo
- Fazer palestras para grupo de hipertensos mensalmente
- Fazer palestras para grupo de pré-natal
- Fazer palestras quando solicitado
- Fazer palestras sobre controle da pressão arterial
- Fazer palestras sobre diabetes
- Fazer palestras sobre doenças transmissíveis
- Fazer palestras sobre higiene
- Fazer palestras sobre planejamento familiar (sexualidade e reprodução)

- Fazer palestras sobre uso de preservativos (sexualidade e reprodução)
- Fazer reunião com grupos de adolescentes
- Fazer reunião com hipertensos e os médicos da equipe da Saúde da Família
- Fazer reunião educativa com as gestantes
- Fazer reuniões com as mães/cuidadores
- Fazer reuniões educativas sobre verminose e lixo
- Fazer reuniões mensais com a clientela
- Fazer treinamentos de primeiros socorros para a comunidade
- Fornecer orientação alimentar
- Identificar compreensão que pessoa tem dos resultados do teste e da terapia recomendada
- Implementar terapia de orientação para a realidade
- Informar a comunidade sobre métodos contraceptivos
- Informar a mãe/cuidador(a) sobre a doença da criança
- Informar os riscos da via da administração intramuscular
- Informar pessoa sobre os benefícios da amamentação
- Informar pessoa/familiar sobre medidas de conforto após administração de medicamentos
- Investigar disposição de ambos os parceiros para a gravidez
- Ministrar aulas sobre sexualidade em escolas
- Ministrar curso de orientação para gestante no 2º e 3º trimestre (mamas e parto normal)
- Obter dados de conhecimento sobre regime medicamentoso
- Obter dados de conhecimento sobre regime terapêutico
- Obter dados de conhecimento sobre terapia tradicional
- Obter dados sobre conhecimento
- Obter dados sobre conhecimento da doença
- Obter dados sobre conhecimento de material instrucional
- Obter dados sobre conhecimento do cuidador
- Obter dados sobre conhecimento do cuidador a respeito de material instrucional
- Obter dados sobre conhecimento familiar sobre a doença
- Obter dados sobre disposição (ou prontidão) para aprender
- Obter dados sobre processamento de informações
- Obter dados sobre resposta à orientação
- Oferecer ao cuidador/família informações claras e objetivas sobre o diagnóstico, tratamento e prognóstico da pessoa
- Oferecer informações específicas para promoção da saúde
- Oferecer informações factuais sobre diagnóstico, tratamento e prognóstico
- Oferecer material educativo
- Oferecer orientação genética
- Oferecer orientação sobre sexualidade e planejamento familiar
- Organizar grupos de gestantes para desenvolvimento de atividades educativas em relação ao cuidado com as mamas, aleitamento materno, cuidados com o recém-nascido e vacinação
- Orientar a família a assumir o cuidado da pessoa
- Orientar a família sobre a doença
- Orientar a família sobre as ações de promoção da qualidade de vida da pessoa no domicílio
- Orientar a família sobre cuidados com a saúde
- Orientar a família sobre regime terapêutico
- Orientar a gestante a fazer pré-natal
- Orientar a gestante quanto a mudanças que ocorrem no corpo
- Orientar a gestante quanto a não fumar e beber
- Orientar a gestante quanto aos sinais e sintomas de pré-eclâmpsia
- Orientar a gestante sobre a importância da continuidade do pré-natal
- Orientar a gestante sobre intercorrências na gravidez
- Orientar a gestante sobre sinais e sintomas de parto
- Orientar a gestante sobre sua saúde e do bebê
- Orientar a mãe que trabalha sobre ordenha da mama
- Orientar a mãe/cuidador(a) sobre a identificação dos sinais e sintomas da doença
- Orientar a mãe/cuidador(a) sobre cuidados com a saúde da criança
- Orientar a mãe/cuidador(a) sobre cuidados com o recém-nascido e bebê
- Orientar a mulher na seleção do método contraceptivo adequado à sua necessidade
- Orientar a puérpera para o autocuidado da mama puerperal
- Orientar acerca do método contraceptivo selecionado
- Orientar acompanhante a levar pessoa para postos de atendimento ou hospitais de pronto socorro

- Orientar administração do leite materno ordenhado
- Orientar adolescentes sobre gravidez precoce e indesejada/não planejada
- Orientar alterações emocionais no puerpério
- Orientar as gestantes para comunicar intercorrências da gravidez ao médico
- Orientar as gestantes para participarem das reuniões
- Orientar as mães/cuidadores sobre cuidados com a criança
- Orientar as mães/cuidadores sobre cuidados de crianças com problemas respiratórios (poeira, líquidos gelados)
- Orientar as mães/cuidadores sobre cuidados gerais de saúde ao recém-nascido
- Orientar as mães/cuidadores sobre retorno à Unidade de Saúde
- Orientar as mulheres sobre a prevenção da gravidez indesejada
- Orientar autocuidado necessário durante o período de pré-concepção
- Orientar benefícios da adesão ao regime terapêutico
- Orientar comunidade sobre doença
- Orientar conservação do leite materno ordenhado
- Orientar cuidador familiar sobre procedimento cirúrgico, antes de cirurgia
- Orientar cuidados com alimentação
- Orientar cuidados com os pés
- Orientar cuidados com tala gessada
- Orientar cuidados relacionados com a utilização de alimentos ricos em vitamina K
- Orientar deambulação com carga parcial do membro elevado
- Orientar deambulação com carga parcial do membro operado
- Orientar exercícios de estímulo à sucção com o dedo enluvado
- Orientar exercícios para protrair os mamilos antes das mamadas
- Orientar exercícios respiratórios
- Orientar família quanto à importância da restrição de movimentos
- Orientar família quanto aos riscos de desidratação
- Orientar família sobre alterações relacionadas ao distúrbio hidroeletrolítico/metabólico
- Orientar família sobre controle do sintoma
- Orientar família sobre dispositivo protético
- Orientar família sobre doença
- Orientar família sobre fototerapia
- Orientar família sobre regime terapêutico
- Orientar família sobre teste diagnóstico
- Orientar familiares sobre o cuidado
- Orientar formas de adaptar-se à deficiência
- Orientar funcionamento do Banco de Leite Humano e linha telefônica 24 horas
- Orientar gestante quanto ao uso da insulina
- Orientar higiene oral
- Orientar higienização de chupetas e mamadeiras
- Orientar idosos sobre as práticas de promoção da saúde
- Orientar importância da higiene corporal
- Orientar importância da mudança de hábitos
- Orientar importância do pré-natal
- Orientar importância dos cuidados de higiene
- Orientar individualmente sobre planejamento
- Orientar ingestão de carboidratos simples na presença de hipoglicemia
- Orientar lavagem das mãos
- Orientar mãe adolescente sobre cuidados com recém-nascido
- Orientar mãe/cuidador(a) a observar criança com vômitos
- Orientar mãe/cuidador(a) acerca da situação vacinal de escolar
- Orientar mãe/cuidador(a) de criança com vômitos para administrar soro caseiro
- Orientar mãe/cuidador(a) quanto a uso tópico de neomicina e permanganato de potássio em crianças
- Orientar mãe/cuidador(a) sobre o retorno aos 2 meses
- Orientar mãe para que realize exercícios de estímulo à sucção
- Orientar medidas de saúde para mulheres
- Orientar pessoa no pré-natal
- Orientar nas salas de acolhimento
- Orientar no domicílio cuidados com o recém-nascido
- Orientar no domicílio gestantes para fazer o pré-natal
- Orientar o casal sobre uso de métodos contraceptivos
- Orientar o diabético para comer doce quando apresentar sinais de hipoglicemia
- Orientar o diabético para prevenção de complicações
- Orientar o diabético sobre cuidados gerais de saúde
- Orientar o pessoal da escola sobre saúde do escolar
- Orientar o portador de hanseníase
- Orientar os familiares de portadores de hanseníase quanto ao aparecimento da doença em outros membros da família

- Orientar os pais sobre a situação de saúde das crianças na escola e sobre as situações de urgência
- Orientar os vacinados no domicílio sobre o retorno à Unidade de Saúde
- Orientar pessoa
- Orientar pessoa acerca do retorno médico
- Orientar pessoa portador de hanseníase
- Orientar pessoa sobre a reconsulta
- Orientar pessoa sobre estado de saúde
- Orientar pessoa sobre exames laboratoriais
- Orientar pessoa sobre o tratamento a ser feito
- Orientar pessoa sobre onde pegar a medicação
- Orientar pessoa a fazer banhos com água quente
- Orientar pessoa a fazer compressas frias e quentes
- Orientar pessoa diabética quanto ao controle da pressão arterial
- Orientar pessoa e família quanto a alternativas para alívio da dor
- Orientar pessoa idosa
- Orientar pessoa no domicílio
- Orientar pessoa quanto ao preparo para a coleta de material de exames específicos
- Orientar pessoa sobre coleta de exames laboratoriais mediante a utilização de desenhos
- Orientar pessoas quanto a exames laboratoriais
- Orientar pessoas sobre realização de exames laboratoriais
- Orientar pessoas sobre realização de exames e tratamentos específicos
- Orientar pessoas sobre uso de medicações
- Orientar para procurar pelo atendimento de enfermagem em caso de crise asmática
- Orientar para que a puérpera não apresente ingurgitamento mamário
- Orientar pessoa idosa diabética sobre riscos de amputação de dedos
- Orientar pessoas obesas para prevenir hipertensão através de dieta, exercícios etc.
- Orientar pessoas para prevenir hipertensão através de dieta, exercícios, etc.
- Orientar planejamento familiar na consulta de enfermagem
- Orientar população de rua em abrigo
- Orientar portadores de doenças transmissíveis, durante consulta de enfermagem
- Orientar portadores de hanseníase com comprometimento motor e/ou sensitivo quanto aos cuidados diários
- Orientar portadores de hanseníase quanto aos efeitos colaterais dos medicamentos
- Orientar portadores de hanseníase sobre uso da medicação
- Orientar preparo da alimentação infantil
- Orientar prescrição médica no pós-consulta
- Orientar prevenção de complicações do diabetes
- Orientar prevenção de infecções sexualmente transmissíveis
- Orientar prevenção de queda
- Orientar prevenção do câncer ginecológico
- Orientar professores e pessoal das escolas para encaminhamentos de urgência
- Orientar professores e trabalhadores da escola sobre cuidados com as doenças de notificação de interesse da escola
- Orientar professores sobre a importância de prevenir doenças como meningite e sarampo
- Orientar professores sobre bloqueio vacinal
- Orientar proteção de quedas para idosos
- Orientar puérpera com ingurgitamento mamário
- Orientar puérperas sobre Aids
- Orientar puérperas sobre os cuidados com a mama
- Orientar quanto a cuidados com o recém-nascido
- Orientar quanto à higiene reprodutiva
- Orientar quanto à observação de criança que sofreu queda ou pancada por 24 horas
- Orientar quanto à prevenção de IST mediante uso de folders
- Orientar realização de exames de fezes
- Orientar realização de exames de raios X
- Orientar realização de exames de sangue
- Orientar retorno de pessoa para avaliar ferida
- Orientar retorno da pessoa para realização de exames laboratoriais
- Orientar retorno para consulta
- Orientar sinais e sintomas de hipoglicemia
- Orientar sobre a alimentação das crianças do Programa de Crescimento e Desenvolvimento
- Orientar sobre a dieta e restrições alimentares
- Orientar sobre a doença
- Orientar sobre a importância da amamentação
- Orientar sobre a saúde bucal

- Orientar sobre abuso de substâncias
- Orientar sobre as mudanças no corpo da gestante
- Orientar sobre as vacinas da gestante e do bebê
- Orientar sobre as vacinas para crianças em situações especiais
- Orientar sobre crescimento e desenvolvimento infantil
- Orientar sobre cuidados com a ferida e cicatrização
- Orientar sobre cuidados com as mamas
- Orientar sobre cuidados com o recém-nascido
- Orientar sobre desnutrição, vacinação e higiene da casa
- Orientar sobre doença
- Orientar sobre exames laboratoriais e de radioimagem
- Orientar sobre exercícios
- Orientar sobre ganho de peso na gestação
- Orientar sobre gerenciamento da dor
- Orientar sobre hospitalização
- Orientar sobre localização/anatomia dos órgãos sexuais
- Orientar sobre medicação
- Orientar sobre necessidade dietética
- Orientar sobre nutrição
- Orientar sobre o conteúdo e a realização dos exames laboratoriais
- Orientar sobre o efeito colateral do quimioterápico
- Orientar sobre o recebimento do leite importado
- Orientar sobre o trabalho de parto
- Orientar sobre procedimento
- Orientar sobre processo familiar
- Orientar sobre quimioterapia
- Orientar sobre terapia com radiação
- Orientar sobre uso de caixa de pílulas
- Orientar sobre uso de vitaminas
- Orientar trabalhador de serviços de água e esgotos sobre vacina contra febre tifoide
- Orientar uso de métodos anticoncepcionais/contraceptivos em atendimento grupal
- Orientar usuário conforme problemas identificados
- Orientar usuários sobre os programas existentes na Unidade de Saúde
- Orientar vacinação de crianças
- Orientar verbalmente analfabetos sobre cuidados com uso de medicamentos prescritos
- Participar de feira de saúde em escolas
- Participar de grupo de crianças com verminoses
- Participar de grupos de hipertensos
- Participar de grupos de terceira idade
- Participar de trabalho com adolescentes com equipe multiprofissional
- Participar do grupo de saúde mental
- Prevenir gravidez indesejada
- Proferir palestra sobre doenças sexualmente transmissíveis
- Proferir palestra sobre planejamento familiar
- Proferir palestra sobre problemas sociais esporadicamente
- Proferir palestras para diabetes de 15 em 15 dias
- Proferir palestras sobre desnutrição
- Projetar filmes educativos para as pessoas como atividade da pré-consulta
- Promover adesão ao medicamento usando caixa de pílulas
- Prover (proporcionar, fornecer) material instrucional
- Realizar atividade em grupo com drogadictos
- Realizar atividade laboral com drogadictos
- Realizar atividades de grupos
- Realizar atividades educativas com adolescentes através de oficinas
- Realizar atividades educativas em grupo para diabéticos e hipertensos quanto a doença, cuidados higiênicos com o corpo e atividades físicas
- Realizar atividades educativas, através do teatro, com hipertensos
- Realizar educação para a saúde para gestantes hipertensas
- Realizar educação para saúde e encaminhamentos
- Realizar grupo de adolescentes abordando os temas: cidadania, reprodução, escola, emprego
- Realizar grupos com adolescentes nas escolas
- Realizar grupos de discussão com pais de escolares
- Realizar grupos de discussão com professores de escolares
- Realizar grupos operativos de desnutridos mensalmente
- Realizar grupos operativos de diabéticos mensalmente
- Realizar grupos operativos de hipertensos mensalmente
- Realizar oficinas de saúde em escolas
- Realizar orientação sexual para adolescentes
- Realizar orientações específicas sobre o problema
- Realizar orientações na consulta de enfermagem a hipertensos e diabéticos sobre a necessidade de continuidade do tratamento

- Realizar palestra de educação em saúde para adolescentes
- Realizar palestra de planejamento familiar na unidade
- Realizar palestra de pré-natal enfocando a importância dos exames, prevenção de IST/Aids, tipos de parto, aleitamento materno
- Realizar palestra sobre IST
- Realizar palestras com mães/cuidadores
- Realizar palestras de planejamento familiar para adolescentes
- Realizar palestras de promoção da saúde em escolas para alunos
- Realizar palestras de promoção da saúde em escolas para pais
- Realizar palestras de promoção da saúde em escolas para professores
- Realizar palestras educativas para gestantes
- Realizar palestras educativas para grupos de diabéticos
- Realizar palestras educativas para grupos de hipertensos
- Realizar palestras em escolas sobre planejamento familiar
- Realizar palestras nos grupos de gestantes sobre desenvolvimento do feto, cuidados com o bebê, fisiologia da gestação
- Realizar palestras sobre gestação
- Realizar palestras sobre higiene
- Realizar palestras sobre prevenção de doenças para grupos da comunidade
- Realizar reuniões com o adolescente com o propósito de reduzir (discutir cidadania) gravidez e uso de drogas, IST e Aids
- Realizar reuniões com os grupos de diabéticos
- Realizar reuniões com os grupos de mulheres no climatério
- Realizar reuniões com os grupos de planejamento familiar
- Realizar reuniões em grupo para atendimento das pessoas
- Realizar trabalho de grupo com adolescentes, com equipe multiprofissional
- Reforçar informações importantes
- Reforçar orientação para mãe/cuidador(a) quanto ao tratamento e cuidados necessários à criança
- Reforçar orientações aos familiares sobre cuidados com a saúde
- Reforçar técnicas de amamentação
- Responder questionamentos do cuidador/família ou ajudá-los a obter respostas
- Revisar registros da glicemia capilar com pessoa/família
- Sensibilizar mãe/cuidador(a) quanto à situação de saúde do recém-nascido
- Sensibilizar pessoa quanto à importância das vacinas
- Supervisionar autoaplicação de insulina
- Supervisionar cuidado corporal
- Supervisionar higiene oral
- Supervisionar saída do leito
- Treinar familiares para aplicação de insulina
- Treinar familiares sobre uso de sondas em pessoa dependente, no domicílio
- Treinar leigos sobre primeiros socorros
- Treinar professores e pessoal das escolas para encaminhamentos de urgência
- Treinar usuários para autoaplicação de insulina

Utilize os espaços abaixo para incluir **intervenções** que você utiliza em sua prática e não constam na relação apresentada.	

2.2.9 Necessidade de autorrealização

É a necessidade do indivíduo de desenvolver suas capacidades físicas, mentais, emocionais e sociais, com o objetivo de ser a pessoa que deseja e alcançar metas que estabeleceu para sua vida.

Coleta de dados

Apoio para desempenho de papéis; distribuição de tarefas na família; papel no âmbito da família; satisfação com o desempenho de papéis

Diagnósticos de enfermagem	Resultados de enfermagem esperados/alcançados
Autorrealização, restrita	Autorrealização, adequada
	Autorrealização, aumentada
Autorrealização, positiva	Autorrealização, positiva
Autorrealização, conflituosa	Autorrealização, adequada
Baixo comparecimento escolar	Comparecimento escolar, adequado
Conflito de desempenho do papel de pai/mãe	Conflito de desempenho do papel de pai/mãe, melhorado
	Desempenho do papel de pai/mãe, adequado
Desempenho de papel, alterado	Desempenho de papel, adequado
	Desempenho de papel, melhorado
Desempenho de papel, eficaz	Capacidade para executar o papel, adequada
	Desempenho de papel, eficaz
Desempenho de papel, ineficaz	Desempenho de papel, eficaz
	Desempenho de papel, melhorado
Desempenho de papel, prejudicado	Capacidade para executar o papel, adequada
	Desempenho de papel, melhorado
Exaustão do papel de cuidador	Desempenho do papel de cuidador, adequado
	Desempenho do papel de cuidador, melhorado
	Exaustão do papel de cuidador, diminuída
Risco de exaustão do papel de cuidador	Desempenho do papel de cuidador, adequado
	Exaustão do papel de cuidador, ausente
	Risco de exaustão do papel de cuidador, ausente
Risco de tensão do papel de cuidador	Desempenho do papel de cuidador, adequado
	Risco de tensão do papel de cuidador, ausente
	Tensão do papel de cuidador, diminuída

(continua)

Diagnósticos de enfermagem	Resultados de enfermagem esperados/alcançados
Sobrecarga de estresse	Carga de estresse, adequada
	Carga de estresse, diminuída
Tensão do papel de cuidador	Desempenho do papel de cuidador, adequado
	Desempenho do papel de cuidador, melhorado
	Tensão do papel de cuidador, diminuída

Utilize os espaços abaixo para incluir **diagnósticos e resultados de enfermagem** que você utiliza em sua prática e não constam na relação apresentada.

Intervenções de enfermagem

- Auxiliar o cuidador na identificação de atividades para as quais necessita ajuda
- Auxiliar pessoa a identificar pequenos sucessos
- Auxiliar pessoa a identificar seu papel usual na família
- Avaliar atividades de lazer e vida social
- Avaliar condições do domicílio que facilitam ou limitam o cuidado
- Avaliar disponibilidade de material para o cuidado domiciliar
- Avaliar impacto da situação de vida sobre papéis e relacionamentos
- Demonstrar para a família formas de acesso a apoio informativo e instrumental
- Discutir com a família a necessidade de lazer do cuidador principal
- Discutir com a família o reconhecimento dos encargos da situação para o cuidador principal
- Discutir necessidade de indicação de fontes alternativas de atendimento
- Enfatizar a necessidade de que o cuidador proteja sua saúde, equilibrando trabalho, sono, lazer e boa nutrição
- Explicar os benefícios de compartilhar os problemas com outros cuidadores
- Identificar recursos comunitários disponíveis
- Incluir outros membros da família no cuidado
- Investigar fatores determinantes e contribuintes
- Monitorar a situação familiar por meio de visita domiciliar
- Obter dados sobre autoeficácia
- Obter dados sobre controle do sintoma da doença
- Promover autoeficácia
- Promover manejo (controle) de sintomas da doença, por si próprio
- Promover sentimento de competência
- Proporcionar avaliação realista da situação
- Proporcionar empatia
- Reforçar autoeficácia
- Reforçar conquistas
- Solicitar descrição da rotina diária de cuidados
- Solicitar descrição de vida futura

Utilize os espaços abaixo para incluir **intervenções** que você utiliza em sua prática e não constam na relação apresentada.

2.2.10 Necessidade de espaço

É a necessidade do indivíduo de delimitar-se no ambiente físico, ou seja, expandir-se ou retrair-se com o objetivo de preservar a individualidade e a privacidade.

Coleta de dados

Disponibilidade de espaço pessoal; disponibilidade de espaço social; número de cômodos no domicílio; número de pessoas/famílias no domicílio; preservação da privacidade na família

Diagnósticos de enfermagem	Resultados de enfermagem esperados/alcançados
Baixa privacidade	Privacidade, adequada
	Privacidade, melhorada
	Privacidade, preservada
Espaço íntimo, inadequado	Espaço íntimo, adequado
	Espaço íntimo, melhorado
	Espaço íntimo, preservado
Espaço íntimo, preservado	Espaço íntimo, preservado
Espaço pessoal, inadequado	Espaço pessoal, adequado
	Espaço pessoal, melhorado
	Espaço pessoal, preservado
Espaço pessoal, preservado	Espaço pessoal, preservado
Espaço social, inadequado	Espaço social, adequado
	Espaço social, melhorado
	Espaço social, preservado

(continua)

Diagnósticos de enfermagem	Resultados de enfermagem esperados/alcançados
Espaço social, preservado	Espaço social, preservado
Expressão da individualidade, adequada	Expressão da individualidade, adequada
Expressão da individualidade, inadequada	Expressão da individualidade, adequada
	Expressão da individualidade, melhorada
Falta de privacidade	Privacidade, adequada
	Privacidade, melhorada
Privacidade, adequada	Privacidade, adequada
Privacidade, inadequada	Privacidade, adequada
	Privacidade, melhorada
	Privacidade, preservada

Utilize os espaços abaixo para incluir **diagnósticos e resultados de enfermagem** que você utiliza em sua prática e não constam na relação apresentada.

Intervenções de enfermagem

- Alocar espaço físico adequado à pessoa
- Diminuir luz direta
- Encorajar família a trazer objetos conhecidos
- Explicar à família a necessidade de respeito à privacidade individual
- Implementar cuidados com guarda de pertences das pessoas
- Investigar hábitos da pessoa que demandam privacidade
- Manter dignidade e privacidade
- Manter espaço pessoal do cliente
- Manter pertences próximos à pessoa
- Manter quarto individual
- Possibilitar um espaço de privacidade para orientação da pessoa
- Proporcionar privacidade ao cuidador/família
- Proporcionar privacidade durante rotina do banho
- Prover (proporcionar, fornecer) privacidade
- Prover (proporcionar, fornecer) privacidade para comportamento espiritual
- Providenciar privacidade para comportamento espiritual
- Respeitar a privacidade da pessoa
- Utilizar anteparos de proteção (biombos) durante a execução de procedimentos que expõem a pessoa

Utilize os espaços abaixo para incluir **intervenções** que você utiliza em sua prática e não constam na relação apresentada.

2.2.11 Necessidade de criatividade

É a necessidade do indivíduo de ter ideias e produzir novas coisas, novas formas de agir, com o objetivo de alcançar satisfação pessoal e sentir-se produtivo e capaz.

Coleta de dados

Habilidades manuais e artísticas; oportunidade para expressão da criatividade

Diagnósticos de enfermagem	Resultados de enfermagem esperados/alcançados
Baixa criatividade	Criatividade, adequada
	Criatividade, melhorada
Expressão da criatividade, adequada	Expressão da criatividade, adequada
Expressão da criatividade, inadequada	Expressão da criatividade, adequada
	Expressão da criatividade, melhorada
Potencial criativo, não desenvolvido	Potencial criativo, adequado
	Potencial criativo, melhorado
Potencial para melhoria da expressão da criatividade	Expressão da criatividade, adequada
	Expressão da criatividade, melhorada
	Potencial para melhoria da expressão da criatividade, reforçado

Utilize os espaços abaixo para incluir **diagnósticos e resultados de enfermagem** que você utiliza em sua prática e não constam na relação apresentada.

Intervenções de enfermagem

- Disponibilizar materiais que estimulem a criatividade
- Informar existência de equipamentos sociais que trabalham a criatividade (trabalhos manuais, formação de grupos teatrais, entre outros)
- Integrar a pessoa a grupos de terapia ocupacional
- Reforçar capacidades (ou aptidões)

Utilize os espaços abaixo para incluir **intervenções** que você utiliza em sua prática e não constam na relação apresentada.

2.2.12 Necessidade de garantia de acesso à tecnologia

É a necessidade do indivíduo, família ou coletividade de ter acesso a bens e serviços que melhoram ou prolongam a vida.

Coleta de dados

Acesso a equipamentos sociais; acesso a serviços públicos; condições da habitação; conhecimento de direitos de atenção social; equipamentos sociais disponíveis na comunidade; provisão de alimentos; provisão de medicamentos; recursos materiais adaptativos para atenção à saúde; recursos materiais terapêuticos para atenção à saúde; renda familiar

Diagnósticos de enfermagem	Resultados de enfermagem esperados/alcançados
Acesso a transporte, adequado	Acesso a transporte, adequado
Ação de saúde, adequada	Ação de saúde, adequada
Ação de saúde, insuficiente	Ação de saúde, melhorada
	Ação de saúde, suficiente
Capacidade para adquirir medicação	Capacidade para adquirir medicação
Déficit de suprimento de medicação	Suprimento de medicação, suficiente
Equipamento social (especificar se hospital, escola, creche, unidade básica de saúde), adequado	Equipamento social (especificar se hospital, escola, creche, unidade básica de saúde), adequado

(continua)

Diagnósticos de enfermagem	Resultados de enfermagem esperados/alcançados
Equipamento social (especificar se hospital, escola, creche, unidade básica de saúde), inadequado	Equipamento social (especificar se hospital, escola, creche, unidade básica de saúde), adequado
	Equipamento social (especificar se hospital, escola, creche, unidade básica de saúde), melhorado
Equipamento social (especificar se hospital, escola, creche, unidade básica de saúde), insuficiente	Equipamentos sociais (especificar se hospital, escola, creche, unidade básica de saúde), melhorado
	Equipamentos sociais (especificar se hospital, escola, creche, unidade básica de saúde), suficiente
Equipamento social (especificar se hospital, escola, creche, unidade básica de saúde), suficiente	Equipamento social (especificar se hospital, escola, creche, unidade básica de saúde), suficiente
Falta de acesso a transporte	Acesso a transporte, adequado
	Acesso a transporte, melhorado
Falta de serviço comunitário	Serviço comunitário, adequado
	Serviço comunitário, melhorado
Falta de suprimento de alimento	Suprimento de alimento, adequado
	Suprimento de alimento, suficiente
Habitação, adequada	Habitação, adequada
Habitação, inadequada	Habitação, adequada
	Habitação, melhorada
Problema com aquisição de medicação	Capacidade para adquirir medicação, eficaz
	Problema com aquisição de medicação, diminuído
	Problema com aquisição de medicação, ausente
Problema com emprego	Condição de emprego, adequada
Problema habitacional	Condição habitacional, adequada
Problema de saneamento	Problema de saneamento, melhorado
	Problema de saneamento, resolvido
Provisão de alimento, adequada	Provisão de alimento, adequada
Provisão de alimento, deficitária	Provisão de alimentos, melhorada
	Provisão de alimentos, suficiente
Provisão de medicação, adequada	Provisão de medicação, adequada
Provisão de medicação, insuficiente	Provisão de medicação, melhorada
	Provisão de medicação, suficiente

(continua)

Diagnósticos de enfermagem	Resultados de enfermagem esperados/alcançados
Recurso material adaptativo (especificar o tipo – cadeira de rodas, cadeira de banho, suporte, andador, muletas, entre outros), adequado	Recurso material adaptativo (especificar o tipo – cadeira de rodas, cadeira de banho, suporte, andador, muletas, entre outros), adequado
Recurso material adaptativo (especificar o tipo – cadeira de rodas, cadeira de banho, suporte, andador, muletas, entre outros), inadequado	Recurso material adaptativo (especificar o tipo – cadeira de rodas, cadeira de banho, suporte, andador, muletas, entre outros), adequado
	Recurso material adaptativo (especificar o tipo – cadeira de rodas, cadeira de banho, suporte, andador, muletas, entre outros), melhorado
Recurso material adaptativo (especificar o tipo – cadeira de rodas, cadeira de banho, suporte, andador, muletas, entre outros), insuficiente	Recurso material adaptativo (especificar o tipo – cadeira de rodas, cadeira de banho, suporte, andador, muletas, entre outros), adequado
	Recurso material adaptativo (especificar o tipo – cadeira de rodas, cadeira de banho, suporte, andador, muletas, entre outros), suficiente
Recurso material adaptativo (especificar o tipo – cadeira de rodas, cadeira de banho, suporte, andador, muletas, entre outros), suficiente	Recurso material adaptativo (especificar o tipo – cadeira de rodas, cadeira de banho, suporte, andador, muletas, entre outros), suficiente
Recurso material terapêutico (especificar o tipo – suporte para oxigenoterapia, material para atividade física, material para estimulação cognitiva, entre outros), adequado	Recurso material terapêutico (especificar o tipo – suporte para oxigenoterapia, material para atividade física, material para estimulação cognitiva, entre outros), adequado
Recurso material terapêutico (especificar o tipo – suporte para oxigenoterapia, material para atividade física, material para estimulação cognitiva, entre outros), inadequado	Recurso material terapêutico (especificar o tipo – suporte para oxigenoterapia, material para atividade física, material para estimulação cognitiva, entre outros), adequado
	Recurso material terapêutico (especificar o tipo – suporte para oxigenoterapia, material para atividade física, material para estimulação cognitiva, entre outros), melhorado
Recurso material terapêutico (especificar o tipo – suporte para oxigenoterapia, material para atividade física, material para estimulação cognitiva, entre outros), insuficiente	Recurso material terapêutico (especificar o tipo – suporte para oxigenoterapia, material para atividade física, material para estimulação cognitiva, entre outros), suficiente
Recurso material terapêutico (especificar o tipo – suporte para oxigenoterapia, material para atividade física, material para estimulação cognitiva, entre outros), suficiente	Recurso material terapêutico (especificar o tipo – suporte para oxigenoterapia, material para atividade física, material para estimulação cognitiva, entre outros), suficiente
Renda, inadequada	Renda, adequada
	Renda, melhorada
Renda familiar, adequada	Renda familiar, adequada

(continua)

Diagnósticos de enfermagem	Resultados de enfermagem esperados/alcançados
Renda familiar, inadequada	Renda familiar, adequada
	Renda familiar, melhorada
Renda familiar, insuficiente	Renda familiar, melhorada
	Renda familiar, suficiente
Saneamento, eficaz	Saneamento, eficaz
Serviço de saúde, adequado	Serviço de saúde, adequado
Serviço de saúde, insuficiente	Serviço de saúde, melhorado
	Serviço de saúde, suficiente
Sistema de abastecimento de água, adequado	Sistema de abastecimento de água, adequado
Sistema de abastecimento de água, deficitário	Sistema de abastecimento de água, adequado
	Sistema de abastecimento de água, melhorado
Sistema de coleta de lixo, adequado	Sistema de coleta de lixo, adequado
Sistema de coleta de lixo, deficitário	Sistema de coleta de lixo, adequado
	Sistema de coleta de lixo, melhorado
Sistema de iluminação pública, adequado	Sistema de iluminação pública, adequado
Sistema de iluminação pública, deficitário	Sistema de iluminação pública, adequado
	Sistema de iluminação pública, melhorado
Sistema de transporte, adequado	Sistema de transporte, adequado
Sistema de transporte, deficitário	Sistema de transporte, adequado
	Sistema de transporte, melhorado
Sistema de tratamento de esgoto, adequado	Sistema de tratamento de esgoto, adequado
Sistema de tratamento de esgoto, deficitário	Sistema de tratamento de esgoto, adequado
	Sistema de tratamento de esgoto, melhorado
Suprimento de água, inadequado	Suprimento de água, adequado
	Suprimento de água, melhorado
Suprimento de alimento, adequado	Suprimento de alimento, adequado
Utilize os espaços abaixo para incluir **diagnósticos e resultados de enfermagem** que você utiliza em sua prática e não constam na relação apresentada.	

Intervenções de enfermagem

- Avaliar condições de higiene ambiental durante visita domiciliar
- Avaliar condições de salubridade do ambiente domiciliar
- Avaliar condições de saneamento básico
- Avaliar higiene do sistema de abastecimento de água
- Colaborar com a família na aquisição de medicação
- Colaborar com serviço jurídico
- Detectar galerias abertas
- Detectar ruas com esgoto a céu aberto
- Encaminhar para serviço comunitário
- Encaminhar para serviço educacional
- Encaminhar para serviço financeiro
- Encaminhar para serviço habitacional
- Encaminhar para serviço jurídico
- Facilitar recuperação financeira
- Gerenciar condição financeira
- Notificar sobre emprego
- Notificar sobre habitação
- Obter dados sobre condição financeira
- Obter dados sobre condição social
- Obter dados sobre qualidade de vida
- Obter dados sobre serviço de coleta de resíduos (lixo e esgoto)
- Obter dados sobre suprimento de água
- Obter dados sobre suprimento de alimentos
- Obter dados sobre suprimento de medicação
- Orientar a não deixar água parada
- Orientar família a respeito de doenças infectocontagiosas
- Orientar família sobre serviços comunitários
- Orientar limpeza dos arredores do domicílio
- Orientar o pessoal de coleta de lixo sobre o perigo da contaminação
- Orientar o uso de luvas, quando estiver lidando com lixo
- Orientar serviço escolar sobre doença
- Orientar sobre cuidado com o lixo
- Orientar sobre cuidados com a água
- Orientar sobre dengue
- Orientar sobre suprimento de água
- Orientar tratamento do lixo
- Prover (proporcionar, fornecer) acesso a suprimento de água
- Verificar condições do domicílio
- Verificar condições sanitárias da habitação (chuveiro, vaso sanitário, bacia de banho)

Utilize os espaços abaixo para incluir **intervenções** que você utiliza em sua prática e não constam na relação apresentada.

2.3 Necessidades psicoespirituais

2.3.1 Necessidade de religiosidade e espiritualidade

É a necessidade dos seres humanos de estabelecer relacionamento dinâmico com um ser ou entidade superior, com o objetivo de sentir bem-estar espiritual e de ter crenças relativas a um sentido da importância da vida.

Coleta de dados

Atividade religiosa; crença religiosa; significado de vida; estado espiritual

Diagnósticos de enfermagem	Resultados de enfermagem esperados/alcançados
Angústia	Angústia, ausente
	Angústia, diminuída
Angústia espiritual	Angústia espiritual, ausente
	Angústia espiritual, diminuída
Angústia espiritual, diminuída	Angústia espiritual, ausente
Angústia moral	Angústia moral, ausente
	Angústia moral, diminuída
Bem-estar espiritual	Bem-estar espiritual
Condição espiritual, eficaz	Condição espiritual, eficaz
Condição espiritual, prejudicada	Condição espiritual, eficaz
Crença espiritual, conflituosa	Crença espiritual, adequada
	Crença religiosa, negativa
Crença religiosa, conflituosa	Crença religiosa, adequada
Desamparo	Desamparo, ausente
Desesperança	Desesperança, ausente
	Esperança
Desespero	Desespero, ausente
	Desespero, diminuído
Disposição (ou prontidão) para condição espiritual eficaz	Disposição (ou prontidão) para condição espiritual eficaz
Esperança	Esperança
Expressão da religiosidade, alterada	Expressão da religiosidade, adequada
	Expressão da religiosidade, melhorada
Percepção de falta de significado da vida	Percepção de significado da vida, adequada
	Percepção de significado da vida, melhorada
Percepção de significado positivo da vida	Percepção de significado da vida, positiva
Potencial para expressão da religiosidade	Expressão da religiosidade, melhorada
	Potencial para expressão da religiosidade

(continua)

Diagnósticos de enfermagem	Resultados de enfermagem esperados/alcançados
Potencial para bem-estar espiritual, melhorado	Bem-estar espiritual, melhorado
	Potencial para bem-estar espiritual, melhorado
Risco de angústia espiritual	Bem-estar espiritual
	Risco de angústia espiritual, ausente
Risco de crença religiosa conflituosa	Crença religiosa, positiva
	Risco de crença religiosa conflituosa, ausente
Risco de expressão da religiosidade, alterada	Expressão da religiosidade, adequada
	Risco de expressão da religiosidade alterada, ausente

Utilize os espaços abaixo para incluir **diagnósticos e resultados de enfermagem** que você utiliza em sua prática e não constam na relação apresentada.

Intervenções de enfermagem

- Aconselhar sobre angústia espiritual
- Apoiar práticas espirituais da pessoa ou família
- Apoiar ritos espirituais
- Apoiar rituais espirituais
- Avaliar crenças espirituais
- Avaliar crenças espirituais da família
- Colaborar com serviço religioso
- Encaminhar para serviço religioso
- Estabelecer contato com líder espiritual para atendimento à pessoa e à família
- Informar à pessoa e à família o espaço e horários de práticas religiosas
- Investigar necessidade de artefatos ou material de leitura religiosos
- Levar a pessoa à capela
- Obter dados sobre condição espiritual
- Obter dados sobre crenças
- Obter dados sobre crenças do cuidador
- Obter dados sobre crenças espirituais
- Obter dados sobre crenças espirituais da família
- Promover apoio espiritual
- Promover bem-estar da pessoa
- Proporcionar ambiente que favoreça a expressão da religiosidade e espiritualidade
- Proporcionar privacidade e silêncio para orações diárias
- Proteger crenças religiosas
- Prover (proporcionar, fornecer) apoio espiritual
- Prover oportunidade de visita de líder espiritual
- Reduzir barreiras para práticas espirituais
- Referenciar para serviço religioso

- Reportar crenças
- Respeitar restrições alimentares vinculadas a crenças religiosas
- Trabalhar com vida, ego, emoção (subjetividade, crenças, mitos, expectativas, etc.)

Utilize os espaços abaixo para incluir **intervenções** que você utiliza em sua prática e não constam na relação apresentada.	

3 Considerações finais

Telma Ribeiro Garcia†* e Marcia Regina Cubas

O uso de sistemas padronizados da linguagem profissional resulta no aumento da visibilidade da enfermagem, com consequente reflexão sobre a prática, pois, ao ser registrada, ela é submetida a avaliação, seja pela pessoa que fez o registro, pelo pares, por outros profissionais (da saúde ou de outras áreas) ou pelo próprio cliente. O registro da prática, um dos produtos efetivos do uso desses sistemas, tanto pode proporcionar avanço para a enfermagem, por favorecer a análise do custo-benefício de suas ações, quanto a responsabilização social pelo resultado efetivo de suas intervenções.

A base de dados do SiABEn apresentada neste livro, composta por listagens de diagnósticos, resultados e intervenções de enfermagem pré-estabelecidos, bem como por itens para coleta de dados, precisa ser usada na prática profissional, de modo a ser validada, criticada, complementada.

A participação efetiva dos profissionais da enfermagem no desenvolvimento contínuo da base de dados a tornará mais aderente à prática, assegurando sua maior aplicabilidade. Assim, dentre os desdobramentos futuros, destaca-se a possibilidade do estabelecimento de canal de comunicação com os enfermeiros brasileiros, para que suas contribuições possam ser encaminhadas e incorporadas à essa base de dados.

Muito embora tenha sido elaborado por um grupo de trabalho restrito, cujos membros majoritariamente são docentes e/ou pesquisadoras, o produto, ao ser socializado, não deve ser restrito a espaços acadêmicos, pois sua finalidade maior foi a de sustentar e representar a prática da enfermagem em qualquer campo em que é exercida – ensino, assistência, pesquisa e gerência de enfermagem. Isso só se concretizará se os enfermeiros brasileiros assumirem a corresponsabilidade nesse processo.

---

* *in memoriam*

Referências

1. Conselho Federal de Enfermagem. Resolução COFEN nº 358/2009 [Internet]. Brasília: COFEN; 2009 [capturado em 16 mar. 2021]. Disponível em: http://www.cofen.gov.br/resoluo-cofen-3582009_4384.html

2. Conselho Federal de Enfermagem. Resolução COFEN nº 429/2012 [Internet]. Brasília: COFEN; 2012 [capturado em 16 mar. 2021]. Disponível em: http://www.cofen.gov.br/resoluo-cofen-n-4292012_9263.html

3. Associação Brasileira de Enfermagem. Portaria nº 002 de 2008. Dispõe sobre a nomeação da subcomissão de sistematização da prática de enfermagem da diretoria de assuntos profissionais [Internet]. Brasília: ABEn; 2008 [capturado em 16 mar. 2021]. Disponível em: http://www.abennacional.org.br/images/conteudo/PORTARIA_002.pdf

4. Nóbrega MML, Silva KL, organizadores. Fundamentos do cuidar em enfermagem. 2. ed. Belo Horizonte: ABEn; 2008/2009.

5. Garcia TR, Egry EY, organizadores. Integralidade da atenção no SUS e sistematização da assistência de enfermagem. Porto Alegre: Artmed; 2010.

6. Conselho Federal de Enfermagem. Resolução COFEN nº 272/2002. Revogada pela Resolução COFEN nº 358/2009 [Internet]. Brasília: COFEN; 2002 [capturado em 16 mar. 2021]. Disponível em: http://www.cofen.gov.br/resoluo-cofen-2722002-revogada-pela-resoluao-cofen-n-3582009_4309.html

7. Associação Brasileira de Enfermagem. Portaria nº 001 de 2009. Dispõe sobre a nomeação do grupo técnico de trabalho Brasília: ABEn; 2009.

8. Malucelli A, Otemaier KR, Bonet M, Cubas MR, Garcia TR. Sistema de informação para apoio a sistematização da assistência de enfermagem. Rev Bras Enferm. 2010;63(4):629-36.

9. Benedet AS, Bub MBC. Manual de diagnóstico de enfermagem: uma abordagem baseada na teoria das necessidades humanas e na classificação diagnóstica da NANDA. 2.ed. rev. ampl. Florianópolis: Bernúncia; 2001.

10. Matsumoto NF. A operacionalização do PAS de uma unidade básica de saúde do Município de São Paulo, analisada sob o ponto de vista das necessidades de saúde [dissertação de enfermagem]. São Paulo: Universidade de São Paulo; 1999.

11. Garcia MR, Cubas TR, organizadoras. Diagnósticos, intervenções e resultados de enfermagem: subsídios para a sistematização da prática profissional. Rio de Janeiro: Elsevier; 2012.

12. Associação Brasileira de Enfermagem. Portaria nº 040 de 2017. Dispõe sobre a nomeação da comissão permanente de sistematização da prática de enfermagem. Brasília: ABEn; 2017.

Leituras recomendadas

Bulechek MG, Butcher HK, Dochterman JM, Wagner CM. NIC: classificação das intervenções de enfermagem. 6. ed. Rio de Janeiro: Elsevier; 2016.

Garcia, TR, organizadora. Classificação Internacional para a Prática de Enfermagem (CIPE): versão 2019. Porto Alegre: Artmed; 2020.

Moorhead S, Johnson M, Maas ML, Swanson E. NOC: classificação dos resultados de enfermagem. 5. ed. Rio de Janeiro: Elsevier; 2016.

NANDA International. Diagnósticos de enfermagem da NANDA-I: definições e classificação 2018-2020. 11. ed. Porto Alegre: Artmed; 2018.

Índice

A

Aceitação, 135-136
Acesso à tecnologia, garantia de, 164-168
Agregação, 123-127
Amor, 135-136
Aprendizagem, 145-158
Atividade física, 37-43
Autoconfiança, 137-140
Autoestima, 137-140
Autorrealização, 159-161
Autorrespeito, 137-140

B

Base de dados, 3-8
   atualizações, 5-8
   construção da primeira, 3-5

C

Coleta de dados, 9, 15, 19, 28, 35, 38, 43, 47, 62, 67, 77, 82, 89, 91, 96, 98, 107, 120, 123, 127, 129, 135, 137, 140, 145, 159, 161, 163, 164, 169
Comunicação, 120-122
Crescimento celular, 77-81
Criatividade, 163-164
Cuidado corporal e ambiental, 62-67

D

Desenvolvimento funcional, 77-81
Diagnósticos, 10-13, 15-17, 19-24, 28-32, 35-36, 38-40, 43-45, 47-55, 62-65, 68-71, 77-80, 82-86, 89-90, 92-95, 96-97, 99-105, 107-115, 120-121, 123-125, 127-128, 129-132, 135-136, 137-139, 140-143, 145-151, 159-160, 161-162, 163, 164-167, 169-170

E

Educação para saúde e aprendizagem, 145-158
Eliminação, 28-35
Espaço, 161-163
Espiritualidade, 168-171

F

Física, 37-43, 47-61, 66-77
   atividade, 37-43
   integridade, 67-77
   segurança, 47-61
Funcional, desenvolvimento, 77-81

G

Garantia de acesso à tecnologia, 164-168

H

Hidratação, 15-19
Hormonal, regulação, 96-98

I

Integridade física, 67-77
Intervenções, 13-15, 18-19, 24-28, 32-35, 36-37, 40-43, 45-46, 55-61, 65-67, 72-77, 80-81, 87-88, 90-91, 95-96, 98, 105-106, 115-120, 121-122, 126, 128, 132-134, 136, 139-140, 143-144, 151-158, 160-161, 162-163, 164, 168, 170-171

L

Liberdade e participação, 140-144

M

Meio ambiente, segurança do, 47-61

N

Necessidades psicobiológicas, 9-120
    de atividade física, 37-43
        coleta de dados, 38
        diagnósticos e resultados, 38-40
        intervenções, 40-43
    de cuidado corporal e ambiental, 62-67
        coleta de dados, 62
        diagnósticos e resultados, 62-65
        intervenções, 65-67
    de eliminação, 28-35
        coleta de dados, 28
        diagnósticos e resultados, 28-32
        intervenções, 32-35
    de hidratação, 15-19
        coleta de dados, 15
        diagnósticos e resultados, 15-17
        intervenções, 18-19
    de integridade física, 67-77
        coleta de dados, 67
        diagnósticos e resultados, 68-71
        intervenções, 72-77
    de nutrição, 19-28
        coleta de dados, 19
        diagnósticos e resultados, 19-24
        intervenções, 24-28
    de oxigenação, 9-15
        coleta de dados, 9
        diagnósticos e resultados, 10-13
        intervenções, 13-15
    de regulação: crescimento celular e desenvolvimento funcional, 77-81
        coleta de dados, 77
        diagnósticos e resultados, 77-80
        intervenções, 80-81
    de regulação hormonal, 96-98
        coleta de dados, 96
        diagnósticos e resultados, 96-97
        intervenções, 98
    de regulação neurológica, 91-96
        coleta de dados, 91
        diagnósticos e resultados, 92-95
        intervenções, 95-96
    de regulação vascular, 82-88
        coleta de dados, 82
        diagnósticos e resultados, 82-86
        intervenções, 87-88
    de regulação térmica, 89-91
        coleta de dados, 89
        diagnósticos e resultados, 89-90
        intervenções, 90-91
    de segurança física e do meio ambiente, 47-61
        coleta de dados, 47
        diagnósticos e resultados, 47-55
        intervenções, 55-61
    de sensopercepção, 98-106
        coleta de dados, 98
        diagnósticos e resultados, 99-105
        intervenções, 105-106
    de sexualidade e reprodução, 43-46
        coleta de dados, 43
        diagnósticos e resultados, 43-45
        intervenções, 45-46
    de sono e repouso, 35-37
        coleta de dados, 35
        diagnósticos e resultados, 35-36
        intervenções, 36-37
    terapêutica e de prevenção, 107-120
        coleta de dados, 107
        diagnósticos e resultados, 107-115
        intervenções, 115-120
Necessidades psicoespirituais, 168-171
    de religiosidade e espiritualidade, 168-171
        coleta de dados, 169

diagnósticos e resultados, 169-170
intervenções, 170-171
Necessidades psicossociais, 120-168
  de amor e aceitação, 135-136
    coleta de dados, 135
    diagnósticos e resultados, 135-136
    intervenções, 136
  de autoestima, autoconfiança e autorrespeito, 137-140
    coleta de dados, 137
    diagnósticos e resultados, 137-139
    intervenções, 139-140
  de autorrealização, 159-161
    coleta de dados, 159
    diagnósticos e resultados, 159-160
    intervenções, 160-161
  de comunicação, 120-122
    coleta de dados, 120
    diagnósticos e resultados, 120-121
    intervenções, 121-122
  de criatividade, 163-164
    coleta de dados, 163
    diagnósticos e resultados, 163
    intervenções, 164
  de educação para saúde e aprendizagem, 145-158
    coleta de dados, 145
    diagnósticos e resultados, 145-151
    intervenções, 151-158
  de espaço, 161-163
    coleta de dados, 161
    diagnósticos e resultados, 161-162
    intervenções, 162-163
  de garantia de acesso à tecnologia, 164-168
    coleta de dados, 164
    diagnósticos e resultados, 164-167
    intervenções, 168
  de liberdade e participação, 140-144
    coleta de dados, 140
    diagnósticos e resultados, 140-143
    intervenções, 143-144
  de recreação e lazer, 127-128
    coleta de dados, 127
    diagnósticos e resultados, 127-128
    intervenções, 128
  de segurança emocional, 129-134
    coleta de dados, 129
    diagnósticos e resultados, 129-132
    intervenções, 132-134
  gregárias, 123-127
    coleta de dados, 123
    diagnósticos e resultados, 123-125
    intervenções, 126
Nutrição, 19-28

O

Oxigenação, 9-15

P

Participação, 140-144
Prevenção, 107-120

R

Recreação e lazer, 127-128
Regulação, 77-98
  crescimento celular e desenvolvimento funcional, 77-81
  hormonal, 96-98
  neurológica, 91-96
  vascular, 82-88
  térmica, 89-91
Religiosidade e espiritualidade, 168-171
Repouso, 35-37
Reprodução, 43-46
Resultados, 10-13, 15-17, 19-24, 28-32, 35-36, 38-40, 43-45, 47-55, 62-65, 68-71, 77-80, 82-86, 89-90, 92-95, 96-97, 99-105, 107-115, 120-121, 123-125, 127-128, 129-132, 135-136, 137-139, 140-143, 145-151, 159-160, 161-162, 163, 164-167, 169-170

S

Segurança física e do meio ambiente, 47-61
Sensopercepção, 98-106
Sexualidade e reprodução, 43-46
Sono, 35-37

T

Tecnologia, garantia de acesso à, 164-168
Terapêutica e prevenção, 107-120
Térmica, regulação, 89-91

V

Vascular, regulação, 82-88